我，不吃早餐！

BREAKFAST IS A
DANGEROUS MEAL

Why You Should Ditch Your Morning Meal
for Health and Wellbeing

Terence Kealey

［英］泰伦斯·基利——著 董乐乐——译

陕西新华出版

太白文艺出版社·西安

图书在版编目（CIP）数据

我，不吃早餐！ /（英）泰伦斯·基利
(Terence Kealey) 著；董乐乐译 . -- 西安：太白文艺
出版社 , 2025. 1. -- ISBN 978-7-5513-2848-7

Ⅰ. R151.4

中国国家版本馆 CIP 数据核字第 20241U1R18 号

Copyright © Terence Kealey 2016
This edition arranged with Felicity Bryan Associates Ltd.
through Andrew Nurnberg Associates International Limited
陕西省版权局著作权合同登记　图字：25-2024-250

我，不吃早餐！
WO，BU CHI ZAOCAN！

作　　者	[英]泰伦斯·基利
译　　者	董乐乐
责任编辑	赵甲思
监　　制	黄利　万夏
营销支持	曹莉丽
特约编辑	曹莉丽　鞠媛媛
版式设计	紫图图书 ZITO®
出版发行	太白文艺出版社
经　　销	新华书店
印　　刷	艺堂印刷（天津）有限公司
开　　本	710mm×1000mm　1/16
字　　数	240 千字
印　　张	18.5
版　　次	2025 年 1 月第 1 版
印　　次	2025 年 1 月第 1 次印刷
书　　号	ISBN 978-7-5513-2848-7
定　　价	69.90 元

版权所有　翻印必究
如有印装质量问题，可寄出版社印制部调换
联系电话：029-81206800
出版社地址：西安市曲江新区登高路 1388 号（邮编：710061）
营销中心电话：029-87277748　029-87217872

BREAKFAST IS A
DANGEROUS MEAL

Terence Kealey

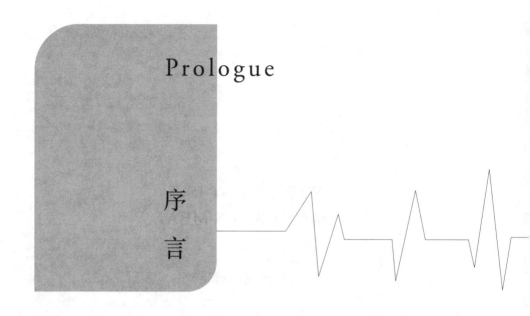

Prologue

序言

按照合同约定，我需要在 2016 年 1 月 31 日向出版方提交这本书的初稿。截止日的前一天，也就是 1 月 30 日，《泰晤士报》（The Times）在头版刊登了一篇题为《八大减重迷思》（Eight great weight-loss myths）的文章，作者是健康领域的新闻记者安吉拉·爱泼斯坦（Angela Epstein）。其中提到的第四大迷思就是不吃早餐：

> 路易斯安那州立大学在最近的一项研究中发现，早餐摄入一份热量为 250 卡路里的燕麦粥，可以减少午餐的卡路里摄入量。

有人喜欢玩填字游戏，但我的兴趣是，在那些声称早餐对我有好处的文章中，找出隐藏的陷阱，那么《八大减重迷思》这篇文章的陷阱在哪儿呢？我要用剩下的 24 个小时找到它。

锁定文章中提到的研究项目并不难，《美国营养学院学报》（*Journal of the American College of Nutrition*）在不久前刊登了该研究结果。但我发现，这本期刊实际上是路易斯安那州立大学和百事公司（桂格燕麦公司的母公司）联合创办的。显然这项研究不仅仅来源于路易斯安那州立大学。

这项研究指出，早上吃一碗桂格速食燕麦，能略微减少当日午餐的摄入量，但前提是，与早上吃蜂蜜坚果脆谷乐相比。这项研究并没有将吃一碗桂格速食燕麦的参与者与不吃早餐的人进行比较，而且他们也没有让参与者不吃早餐。为什么不这样做呢？

因为，事实与大多数人的认知恰恰相反，吃早餐会明显提升全天卡路里的总摄入量：虽然吃早餐会降低午餐的卡路里摄入量，但是早餐吃进去的卡路里，比中午少吃的那部分要多得多。因此，《泰晤士报》报道的这份研究，完整版应该是这样的：

> 路易斯安那州立大学一项由百事公司（桂格燕麦公司的母公司）资助并联合完成的研究发现：早餐吃含 250 卡路里的燕麦，与吃相同热量的蜂蜜坚果脆谷乐相比，会略微减少午餐的卡路里摄入量。另外，吃任何谷物都会大幅度增加全天的卡路里摄入总量，只有完全不吃早餐，才会降低卡路里的总摄入量。

这段小插曲，正是对本书的概括总结。

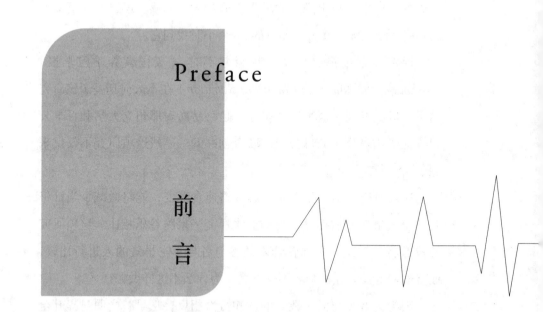

Preface

前言

每天早晨，上帝都会为我们提供一份珍贵的礼物，这份礼物的名字就叫禁食。前一天的食物，经过一晚上的消化，到了早上，我们的新陈代谢已经从进食模式转换成禁食模式。

禁食是一种非常健康的状态。处于禁食阶段时，我们的胰岛素浓度会降低，血糖、甘油三酯和胆固醇的浓度也同样会降低。从实用角度来看，最有价值的是，禁食能有效减重。可是，大多数人早上醒来会做什么？我们会打碎这份珍贵的礼物——吃早餐，从而增加患上 2 型糖尿病、肥胖、心脏病、中风、高血压、痴呆症、肝癌、乳腺癌、胰腺癌、子宫癌等疾病的风险。

早餐会从三个方面破坏我们的健康：第一，它会提升（并不是降低）全天的卡路里摄入总量；第二，它会刺激晚间的饥饿感；第三，它会加重代谢综合征，当早餐以碳水化合物为主时，它会进一步加重代谢综合征，当今时代，代谢综合征简直是杀人如麻的杀手。

早餐是一天中最重要的一餐或许不假，但前提是不要吃。

Contents

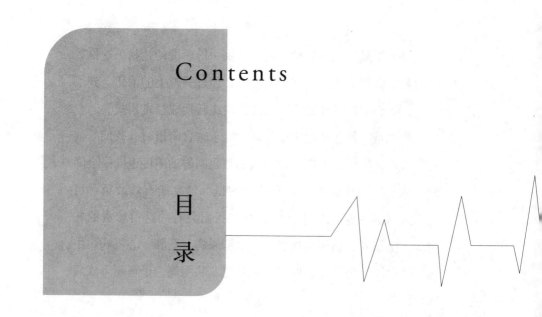

目

录

PART 9 不吃早餐：大家的亲身经历

Skipping Breakfast: Personal Stories

PART 10 胰岛素如何杀死我们

How Insulin Kills Us

PART 11 必须吃早餐的话，该吃什么

If You Must Eat Breakfast,
What Must You Eat

My Story,
Episode 1

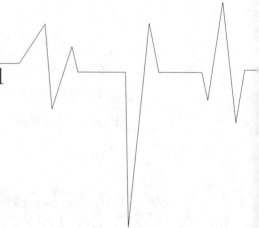

PART 1

我的亲身经历，第一集

我是怎么发现早餐是危险的一餐的?

1 我生病了
My Diagnosis

2010 年 5 月 24 日，妻子开车带我去找我们的家庭医生，并叮嘱我必须拿到诊断结果再出来。因为两三个月前，我开始觉得口渴，并且越来越严重，不仅一天到晚喝水，还总是尿尿，夜里也不例外。在体重下降、肌肉流失的同时，我还感受到一种从未有过的刺痛感。我无时无刻不觉得疲惫，就连早上醒来时都觉得累。我妻子说，很明显，我患上糖尿病了。我信誓旦旦地表示，如果我们不把这些症状当回事，它们可能会自行消失。我的妻子对此非常愤怒，所以医生是她预约的，也是她开车带我去看了医生，确保我按时就诊。

我把过往症状跟医生说了一遍，他的判断跟我妻子一样，说这些症状听起来有点像糖尿病，我也不得不同意了。于是医生让我做了随取尿液检测，结果显示——尿液中有葡萄糖（医生说的是"液体里有糖"）。我被正式确诊为糖尿病。接着他把我的血液样本送去化验，结果很快就出来了，我的空腹血糖值是 19.3 mmol/l（正常值是 3.9 mmol/l 到 6.1 mmol/l），糖化血红蛋白（HbA1c）是 13.3%（正常值是 4% 到 6.5%，后文详述）。实际上我已经是重度 2 型糖尿病患者了。

按理说，这不过是发生在平凡人身上的日常故事。多亏我有一位贤妻、一位良医，帮我做出正确的诊断，我才踏上了康复之路。但是问题来了，那时候我被告知要吃早餐。

权威说法

英国糖尿病协会（Diabetes UK）是英国主要的糖尿病慈善机构。该机构成立于1934年，当时的名字叫"Diabetic Association"，创始人是作家赫伯特·乔治·威尔斯（H.G.Wells）以及著名的医生 R.D. 劳伦斯（R.D.Lawrence），两位都是糖尿病患者。截至2013年，该协会会员人数已超过30万，捐赠年收入3,880万英镑，并且备受推崇，一方面是因为它对糖尿病所做的研究，另一方面是因为它为患者提供的帮助。下面是英国糖尿病协会在期刊《2型糖尿病健康饮食》（*Eating Well With Type 2 Diabetes*）中提到的饮食建议：

> 一日三餐，不要省略任何一餐，每天都要吃早餐、午餐、晚餐。这样不仅能帮你控制食欲，还能帮你控制血糖。

为了防止我们没注意到这条建议，英国糖尿病协会和英国国家医疗服务体系（National Health Service，简称NHS）还在联合出版物中用红色字体重申了一遍：

> 不要错过早餐。

另一个重量级组织，美国糖尿病协会（The American Diabetes Association，简称ADA），拥有44.1万会员，年度营收2.22亿美元，该协会建议糖尿病患者更频繁地饮食：吃早餐、午餐、晚餐，外加两顿点心。

糖尿病慈善机构坚定地认为，应该一日多餐，他们同样坚定地认为，早餐必不可少。因此，在我确诊糖尿病后，医生建议我每天要吃三餐，包括早餐，也建议我经常吃点点心零食。所以，他也是在遵循全球认可的饮食方案。

我的血糖仪

如果不是因为我的医生当时给了我一个血糖仪，我可能永远也不会发现他的建议以及这些全球认可的饮食方案有多离谱。这是个便携式的设备，比手机大不了多少，我可以随时检测我的指尖血糖值。由于这个设备能让患者直接窥探自身疾病的秘密，所以血糖仪之于糖尿病患者，就相当于被马丁·路德（Martin Luther，1483—1546）用锤子钉在维滕堡教堂门上的《九十五条论纲》（Ninety-five theses）：它能让患者像路德绕过教皇那样，绕过医生、国家医疗服务体系和糖尿病慈善机构，用自己的血糖指数去检验那些官方的建议是否正确。

用上血糖仪之后，我很快就有了一个意外发现。我发现早上刚起床时我的血糖值就高得惊人，然而这还不是最糟的，如果我吃过早餐，血糖值还会进一步大幅升高到危险的数值。这种血糖值的直线上升虽然不会让我觉得难受（高血糖值是无声的杀手），但是长此以往，它会要了我的命。

如果我不吃早餐，我的血糖值在整个上午会降至正常范围。当然，午餐和晚餐过后，血糖值会再次升高，但是并不像吃过早餐后那样显著。我意识到，既然高血糖是危险的，那么对于 2 型糖尿病患者来说，早餐就是一天中最危险的一餐。同时，在翻阅相关研究期刊后，我发现，我并不是第一个得出这个结论的人。其中一位先驱是丹麦奥胡斯大学医学系的金斯·克里斯蒂安森（Jens Christiansen）教授。

克里斯蒂安森教授的实验

图 1.1 展示的是，一日三餐、身体健康的一组年轻人 24 小时的血糖变化。

正如你所见，两餐之间的血糖值一般是 4—5 mmol/l。餐后 1 小时之内，血糖值会上升到 6mmol/l 以上，餐后 6 小时之内，又会回落到 4—5mmol/l。

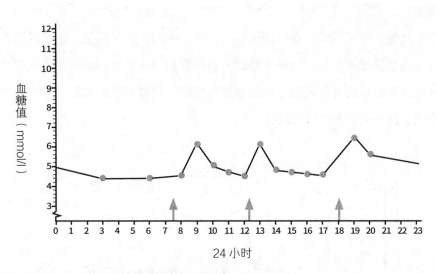

图 1.1 │ 一日三餐的健康人群一天的血糖值变化

21 位测试者，习惯一日三餐，身体健康，测试结果取平均值。箭头标记的分别是早餐时间 7 点 30 分、午餐时间 12 点 15 分，以及晚餐时间 18 点。检测的是组织间液血糖值，与血浆血糖值和血清血糖值接近。

为了搞清楚 2 型糖尿病患者身上到底发生了什么，克里斯蒂安森教授和他的同事，对 13 位成年糖尿病患者的血糖指数进行监测。他要求这 13 位患者在一周之内哪天不吃早餐，哪天吃早餐。为确保其他所有条件不变，他要求患者在不吃早餐的当天，多吃一些午餐和晚餐，以确保每日摄入同等的热量。图 1.2A 展示的是这些患者吃早餐日的血糖值变化。

如你所见，这些糖尿病患者从一日之初就处在危险状态：他们的隔夜空腹血糖接近 7.0 mmol/l。再看早餐之后发生了什么。当患者在早餐摄入约 600 卡路里（大约是整日摄入量的四分之一到三分之一）的食物时，他们的血糖值会蹿升到 10.5mmol/l。虽然会在 4 个小时之内降下来，但是血糖值的蹿升对患者来说是有害的，会使患者死于心脏病和中风的概率成倍增加。

此外，克里斯蒂安森教授还指出，在一天的其余时间里，吃早餐患者的血糖值都很不稳定。这种不稳定，不仅会进一步提高心脏病和中风这两种心血管疾病的发作风险，也会增加其他糖尿病并发症的发作风险，比如失明、肾功能衰竭，乃至截肢。

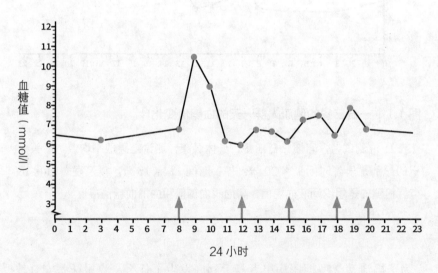

图 1.2A｜吃早餐的 2 型糖尿病患者一天的血糖值变化

对 13 位患者进行 4 次跟踪调查，取结果的平均值。箭头标记的分别是早餐时间 8 点、午餐时间 12 点、加餐时间 15 点、晚餐时间 18 点，以及夜宵时间 20 点。

现在我们来看图 1.2B。糖尿病患者在不吃早餐期间，早上的血糖值会持续下降，状态令人满意。虽然在这期间，他们的午餐和晚餐吃得相对较多，饭后血糖值也高于吃早餐的日子，但是血糖值上升的幅度较小，比吃早餐后的飙升要安全得多。（参与者每天还有两次加餐，但是上述分析结论并不会因此发生变化。）

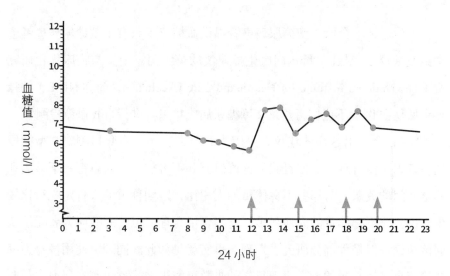

图 1.2B | 不吃早餐的 2 型糖尿病患者一天的血糖值变化

对 13 位患者进行 4 次跟踪调查，取结果的平均值。午餐时间 12 点、加餐时间 15 点、晚餐时间 18 点，以及夜宵时间 20 点。

可见，克里斯蒂安森教授给出的数据也证实了我的意外发现，即至少对于 2 型糖尿病患者来说，早餐是危险的一餐。如果你读过克里斯蒂安森教授的论文，就会知道，对于这一发现他也感到十分惊讶，他和我得出了相同的结论，即 2 型糖尿病患者不应该吃早餐。

既然如此，为什么医生还要叫我吃早餐呢？

血糖仪和 2 型糖尿病

医生通常不会给 2 型糖尿病患者提供血糖仪（只有 1 型糖尿病患者会拿到血糖仪）。对此，负责向医生提建议的英国国家卫生与临床优化研究所（The National Institute for Health and Care Excellence，简称 NICE）的指导意见是："医生不应例行建议 2 型糖尿病成年患者进行自我血糖检测。"

NICE 会给出这样的建议，是因为有研究表明，自我检测对 2 型糖尿病患者来说没有意义。但是我觉得该研究并不可靠。不妨思考一下减肥和称重之间的关系。与那些不称体重的人相比，定期称重的人肯定吃得比较少，也会比不称体重的人瘦得多，这很合情合理。虽然有些研究者无法认同该结论，但是大部分研究者发现，事实就是如此。同理，使用健身追踪器检测自己运动量的人，每天行走的步数可能更多，这也是经研究人员验证的。因此我认为，自我检测血糖的糖尿病患者能够更好地控制血糖。

英国糖尿病协会对早餐的建议虽然并不合理，但是作为患者的最佳代言人，该协会也对不给 2 型糖尿病患者常规配备血糖仪感到震惊。英国糖尿病协会承认，自我检测的患者"通常"不会根据血糖仪检测结果采取相应的对策（往往血糖量了也是白量），但协会方面对此做出了解释：由于患者"缺乏相关知识，不知道如何看待检测结果"，才导致了这种情况。同时，专业医护人员对糖尿病患者的检测结果也不是特别关心。英国糖尿病协会表示，对血糖进行自我检测之所以没能成功推行，是因为"专业医护人员希望患者进行自我管理"，而"患者希望专业医护人员在诊疗过程中根据检测结果就能够给出相应的对策"。

但我的情况特殊。我不仅是一位专门研究葡萄糖和脂肪的生物化学研究员，还是一位医生，因此我不需要别人教我如何解读血糖检测结果。我很感谢医生提供的血糖仪，帮助我控制病情，也让我发现传统建议是完全错误的。话又说回来，即便你不是生物化学研究员，不是医生，读懂检测结果其实也并不难，每一位 2 型糖尿病患者都应该学会，以便优化和调整自己的饮食。正是由于率先使用了血糖仪，伟大的理查德·K.伯恩斯坦（Richard K. Bernstein）医生才领先别人几十年提倡 1 型糖尿病患者采取低碳水化合物饮食，现在我们也需要一位伯恩斯坦医生来为 2 型糖尿病患者提供帮助。

现在你到任何一家药店都可以买到血糖仪和配套的试纸，无须医生处方。因此如果你是 2 型糖尿病患者，没有血糖仪，我劝你买一个；同时，如果没有更好的选择，就让这本书成为你的指导手册吧。顺便说一句，检测血糖最费钱的不是购买血糖仪，而是试纸。我每个月大约消耗 60 条试纸，每月花费约 25 英镑，这个价格已经很便宜了。

PART **2** The Dubious
Advocates
of Breakfast

可疑的早餐拥护者

我们都"知道"，早餐是一天中最重要的一餐，我们应该像国王那样吃早餐，像贵族那样吃午餐，像贫民那样吃晚餐。但是，我们之所以知道这些，只是因为有人告诉我们应该如此。

那么，这些人是谁？

2 被美化的早餐

The glorification of breakfast

大约 3,000 年前，某一日清晨时分，一支希腊军队因两位将军争论而停滞不前。根据荷马在《伊利亚特》（*The Iliad*）第 19 卷中的记述，阿喀琉斯（Achilles）想在破晓时进攻特洛伊城，但奥德修斯（Odysseus）劝他，不要这样将士兵送上战场，"不要让他们空腹与特洛伊人作战，因为这是一场漫长而又激烈的战斗，应该先让士兵在船上享用面包和葡萄酒"。

最终，奥德修斯赢得了这场争论，士兵吃上了早餐。但阿喀琉斯本人拒绝吃早餐，幸运的是，女神雅典娜（Athena）把"诸神享用的琼浆玉液滴入阿喀琉斯的胸腹，这样饥饿就不会使他虚弱"。希腊士兵看重早餐，显然《荷马史诗》中的每个希腊人都是如此，《奥德赛》（*The Odyssey*）第 16 卷开篇就写道："回到棚屋，奥德修斯和忠诚的牧猪人点燃了黎明的炉火，正在做早餐。"

相传在大约公元前 500 年的古希腊时代，早餐以大麦面包或薄饼为主，有时蘸酒，有时辅以无花果或橄榄。罗马人与之类似，大约在黎明时分吃早餐，有面包、奶酪、橄榄、沙拉、坚果、葡萄干、冷肉等食物。但是，罗马军队为士兵提供的早餐是热粥，类似于麦片粥，将烤熟的斯佩耳特小麦或大麦捣碎后，放入沸水中煮制而成。

显然，希腊人和罗马人的这些饮食模式并不罕见，在 2013 年出版的

《早餐简史》（*Breakfast: A History*）一书中，作者希瑟·安德森（Heather Anderson）开篇就提到："纵观历史，大多数人都会吃简单的早餐……大量文字记录表明，古罗马人习惯一日三餐（外加下午的一顿点心），与当今美国和欧洲的饮食结构十分相似。"

但这种习惯并非永恒不变。在西罗马帝国灭亡后的 1,000 年里，欧洲的上层阶级似乎都不吃早餐。根据相关记述，查理大帝（Charlemagne，742—814）就是不吃早餐的典型代表，700 年后的法国国王弗朗索瓦一世（Francis I，1494—1547）还说，人应该"5 点起床，9 点用早餐，17 点用晚餐，21 点就寝"。到接下来的世代，牧师威廉·哈里森（William Harrison）在其 1577 年的著作《英格兰记述》（*Description of England*）中称，"贵族、绅士和学者通常在 11 点吃早餐，17 点吃晚餐"，直到 1602 年，文艺复兴时期的营养学家埃德蒙·霍林斯（Edmund Hollings）博士还做过相同的表述。那么，罗马帝国灭亡之后，关于早餐这件事，到底发生了什么？

那时候的教会不赞成吃早餐，将早餐视作一种自我放纵，总的来讲，在中世纪的欧洲，只有儿童、老人和病人，以及劳作之人才会吃早餐；体力劳动者吃早餐，是因为从事体力劳动需要能量。

罗马帝国灭亡后，封建社会的等级制度，也对早餐产生了影响。如果劳动者需要吃早餐，那贵族阶级就热衷于不吃早餐，不仅如此，还要让人知道他们不吃早餐。因此，中世纪的贵族阶级显然只有在必须亲自操劳的时候才会吃早餐，比如去旅行，或者去朝圣。

封建主义被市场活动取代之后，早餐才重新回到社会名流们的日常餐桌。伊恩·莫蒂默（Ian Mortimer）博士在其广受欢迎的文章《都铎王朝是如何发明早餐的》（How the Tudors Invented Breakfast）中指出，随着市场经济的发展，人们的工作时间越来越长，越来越辛劳，因此人们将早餐纳入一日餐食的需求越发强烈。到 1589 年，一位曼彻斯特的医生兼校长托马斯·科根（Thomas Cogan）在他的《健康天堂》（*Heaven of Health*）一书中写道，不吃早餐是不健康的，因为"长期挨饿会引起身体不适"。

英国早餐

《简·奥斯汀与食物》（*Jane Austen and Food*）的作者玛格丽特·莱恩（Margaret Lane）在书中记录了富人阶层的早餐是如何演变的："简·奥斯汀时代（1775—1817）的早餐，与早期早餐吃冷肉、粗面包和喝麦芽酒不同，也与维多利亚时代餐柜上堆放的大量鸡蛋、动物肾脏、培根等食物截然不同。相反，那时候的早餐是一种优雅的简餐，由面包卷搭配茶、咖啡或巧克力之类的饮料组成。"

但是，奥斯汀所处的时代仍然阶级分明，为了强调自身的优越地位，上流社会的早餐吃得很晚。她在《理智与情感》（*Sense and Sensibility*）一书中写道："人们要从巴顿公园出发，到惠特维尔游览观光，按照计划，一行人10点钟在巴顿公园集合吃早餐……"奥斯汀经常在早餐前写信。在伦敦，早餐前她甚至会去购物。生活放荡的贵族成员，吃早餐的时间更晚。在安东尼·特罗洛普（Anthony Trollope）于1875年写成的小说《如今世道》（*The Way We Live Now*）中，主人公罗杰·卡伯里会在12点出现，因为费利克斯一般在这个时间吃早餐。

早餐吃得晚，就和吃正餐的时间挨上了。正餐本来是在一天的正中间吃，并且是最丰盛的一餐，但这种状态持续了1,000年之后，正餐时间开始逐渐往后推。最后，随着富裕阶层越来越享受烛光晚餐以及晚间社交生活，正餐时间越来越晚，就变成了晚餐，并在很大程度上取代了原来的晚餐，原来的晚餐简化成了睡前的一顿小食。但是正餐的推迟，又在中午制造了一段空白时间，不得不由新的一餐来填补，这一餐有时被称为"nuncheon"，与"noonshine"谐音（在《理智与情感》中，威洛比在一家客栈吃 nuncheon），但是后来这个词被错写成“luncheon”（在《傲慢与偏见》中，莉迪亚和吉蒂在一家客栈吃了 luncheon）。

总的来说，中午新增的这餐起初只是一顿小食，吃的也只是一些冷餐，但是安东尼·特罗洛普在《如今世道》中说："每天有两顿正餐，一顿在下午 2 点钟，称为午餐，另一顿在晚间 8 点钟。"围绕新增的这一餐，一位紧跟潮流的医生威廉·罗伯逊（William Robertson），于 1847 年在其撰写的第四版《饮食与养生》（A Treatise on Diet and Regimen）中阐述了一些困惑："如果不能在早餐后五小时之内吃正餐，那么那顿打破常规的午餐就变得非常有必要了，或者说让人渴望了。如果一个人不能在傍晚 5 点前吃上正餐，他就应该吃一顿午餐。"

不过，工人阶级还是在中午吃正餐，英格兰北部和苏格兰的一些地区仍将午餐称为正餐，将傍晚那餐称为下午茶或傍晚茶。直至今日，很多学校仍将供应午餐的女士们称为"正餐女士"。

美国早餐

希瑟·安德森（Heather Anderson）说，最初，美国人和英国人有相同的早餐文化：

> 18 世纪中叶，早餐文化萌芽破土，英国和美国都沐浴在这段黄金时代的光辉下。羊排、培根、鸡蛋、玉米饼、松饼甚至馅饼所组成的盛宴，是美国开国元勋本杰明·富兰克林和托马斯·杰斐逊的最爱……富兰克林唯一抱怨的是，他的同事们早上喝了太多啤酒……英国的富裕家庭，大多数时候先喝燕麦粥，然后吃培根和鸡蛋……很快，维多利亚时代萌生了英国最伟大（也许是唯一）的烹饪成就：英式早餐。

但是，随着美国人饭量和腰围的增加，出现了这样一种现象：19世纪30年代开始流行"大众健康运动"，人们开始拥护节俭、近乎素食的饮食习惯。1863年，为了满足人们对更朴素的生活方式的需求，纽约的一名内科医生詹姆斯·卡莱布·杰克逊（James Caleb Jackson，1811—1895）发明了由富含麦麸的格雷厄姆面粉（全麦面粉的一种）制成的块状颗粒物早餐"Granula"（中文意思就是颗粒）。于是，第一款全谷物早餐就此诞生。

1894年，曾担任密歇根州巴特尔克里克疗养院院长的约翰·凯洛格（John Kellogg，1852—1943）博士发明了玉米片。该疗养院采用整体疗法，即营养、灌肠和运动疗法，并且利用素食食谱来治疗和预防疾病。这时候，杰克逊医生发明的块状颗粒物早餐不是很方便（需要浸泡一夜），但玉米片已经非常方便，约翰·凯洛格博士和他的兄弟威尔·凯洛格一起，还创立了一家闻名至今的麦片公司。

这些大众健康运动先锋的某些理念，放到今天很容易引起人们的嘲笑。约翰·凯洛格博士在1877年出版的《老少皆宜》（*Plain Facts for Old and Young*）一书中，主张采取强硬手段遏止手淫。在1893年出版的《女性健康与疾病指南》（*Ladies' Guide in Health and Disease*）中，约翰·凯洛格博士实际上还提到过，推荐对女性色情狂进行阴蒂切除术。这是西方世界女性生殖器切割的早期例证。然而，约翰对手淫的看法并不是孤立的，因为他的这些观点似乎与他对早餐的看法有关：他似乎认为，玉米片营养价值低，能抑制清晨手淫。他坚信肉类等会助长情欲，"肉类、调味品、鸡蛋、茶、巧克力，以及其他所有刺激物，都会直接对生殖器官产生强大的影响。它们会增加局部血液供应，通过神经与大脑连接，唤起激情"。但是，玉米片会让一个人精力缺失。

虽然约翰·凯洛格博士从来没有明确地将玉米片定义为一种消耗能量、对抗自慰的工具进行推销，但他相信谷物早餐缺乏营养，时至今日它的低营养价值反而成了卖点。早餐的历史充满了讽刺，因为直到不久之前，人们的观点还是源于信与不信，而非经验证据。

约翰·凯洛格博士是一个认真严谨的知识分子。他对手淫的看法，在当时是受到普遍认同的，他对优生学（他赞成）和便秘（他认为应避免）的看法在当时也属正统。但威尔不是知识分子，为了提高玉米片的适口性，他往玉米片里添加了糖，而约翰·凯洛格博士是反对这样做的。虽然约翰·凯洛格博士没有说服威尔，但也算是认真争取过。

与他们同时代的另一个人，宾夕法尼亚州米德维尔的杜威（Dewey）医生，提出的观点甚至更进一步，他在 1900 年出版的《不吃早餐计划和禁食疗法》（*The No-Breakfast Plan and the Fasting Cure*）中提倡完全不吃早餐。杜威在书中说，与吃早餐的病患相比，不吃早餐的病人康复得更好、更迅速。

早餐的兴起

到 20 世纪 20 年代，杜威医生似乎是这场争论的赢家：美国人的早餐显然正逐渐沦为一顿小食。这引起了比纳公司的担忧，该公司养了很多猪，发现没什么人买他们的培根，因此委托爱德华·伯内斯（Edward Bernays）来挽救市场。

伯内斯是公关行业的奠基人之一，也是西格蒙德·弗洛伊德（Sigmund Freud）的外甥，他利用弗洛伊德的方法论为那些实力强的客户服务，其中包括美国烟草公司（他帮助该公司打破了女性在公共场合吸烟的禁忌）和联合果品公司 [他帮助该公司策划了政变，推翻了危地马拉民选总统雅各布·阿尔本斯·古兹曼（Jacobo Arbenz Guzman）]。众所周知，伯内斯影响了约瑟夫·戈培尔（Joseph Goebbels），这并不奇怪，因为他在 1928 年出版的《宣传》（*Propaganda*）中写道：

在民主社会，有意识、有智慧地操纵群众有组织的行为习惯和观点，非常重要。操纵这种看不见的社会机制的人，构成了一个隐形的政府，他们是我们国家真正的统治势力……在很大程度上，我们在被那些我们从来没听说过的人统治，我们的思想被那些人塑造，我们的品位受那些人影响，我们的观念被那些人灌输。

那时候大家喜欢清淡的早餐，以咖啡为主，可能配个面包卷和橙汁，伯内斯决心改变大众的观念，用"丰盛的早餐"取而代之。在一部影片中，伯内斯阐述了他如何动员 4,500 名医生公开支持比纳公司有关丰盛早餐的理论。伦敦大学的社会人类学家香里·奥康纳（Kaori O'Connor）博士曾出版过一本名为《英式早餐：国宴档案与食谱》(*The English Breakfast: The Biography of an English Meal*) 的书，用他的话说："早餐有益于健康的观念，是营销公司炮制出来端到我们面前的。而且，总的来说，我们完全接纳了他们的宣传。"

早餐口号

1847 年，在第四版《饮食与养生》中，英国德比郡巴克斯顿的威廉·罗伯逊医生写了这样一句话："应该永远重视早餐，哪怕它不是一天中最重要的一餐。"就像我前面提到的，罗伯逊是一位紧跟潮流的医生，因此看到他的这番话，我们理所当然地会提出几个问题：是什么研究，让他得出了这个结论？哪些细致的观察、可控的实验，支撑着他这句至关重要的口号？他这样写道："早餐应该由相当比例的液体组成，因为这样可以补充睡眠期间体内流失的液体。"

嗯，的确，在睡觉时，我们会通过呼吸和出汗流失水分，但为什么罗伯逊医生这么关注这些呢？因为罗伯逊医生是一位"水"医生。罗伯逊医生执业的巴克斯顿是一个温泉小镇，人们认为那里的水能治疗各种疾病，罗伯逊医生当然也认为水是健康的核心。但是这种观念荒谬至极，简直和希波克拉底"四体液学说"不相上下。罗伯逊医生的"医学理念"并非只有这一条，他还认为"睡眠可以修复神经系统，使其重新充满能量与活力"，因此我们应该"在神经系统被脑力和体力劳动消耗殆尽之前"尽早进食。这个说法更是荒谬。

另外一个流传甚广的早餐口号，出自阿德勒·戴维斯（Adelle Davis，1904—1974）之口："像国王那样吃早餐，像贵族那样吃午餐，像贫民那样吃晚餐。"阿德勒·戴维斯是当时美国最受欢迎的营养学家，虽然她是一个备受争议的人物，经常被指责滥用科学推广流行饮食，但是她那些诸如《吃的营养与保健》（Let's Eat Right to Keep Fit，1954）的这类书名花哨的图书，总销量超过了 1,000 万册。至于她那句著名的口号，我们不禁要问：它背后的思想是什么？它是源于对至今仍亟待解决的问题进行了系统的科学研究，还是源于一场已被质疑的健康恐慌？

战后，美国经历了一场对低血糖的莫名恐慌，一家名为低血糖基金会的慈善机构声称："当今，可能没有任何一种疾病，能像低血糖症那样，造成如此广泛的痛苦、如此严重的低效和时间损失、如此多的事故、如此多的家庭破裂和如此多的自杀。"

媒体紧随其后。比如 1965 年 6 月《家庭天地》（Family Circle）杂志声称"我们当中有数百万人……在不知不觉中备受低血糖的困扰"；1971年 6 月，《城镇与乡村》（Town and Country）杂志称"有 1,000 万美国人患低血糖症"。受人尊敬的专业期刊助长了国民的焦虑，一位精神病医生曾写道："在我接诊的精神疾病患者中，大约有一半人血糖异常……精神分裂症的发病率很高，神经症的发病率更高。"

阿德勒·戴维斯还曾表示，"低血糖引起的易怒，可能是离婚的原因之一"。

一个离奇的新理念出现，却没有人能从中获利，这种情况几乎不可能发生。而且低血糖症恐慌与发现肾上腺提取物能"治疗"低血糖，似乎是同时发生的，肾上腺提取物非常昂贵，因此有利可图。但是，这些骗子遭到了可敬的权威专家们的抗议。1973 年，美国医学会（The American Medical Association）、美国糖尿病协会和美国内分泌学会（The Endocrine Society）联合发表了一份声明，称美国的低血糖患者数量极少，而且并不危险：

关于低血糖的声明

最近，大众媒体的宣传导致公众误以为低血糖症在我国的发病率很高。这些说法没有任何医学证据支持，并且影响美国人的许多症状并不是由低血糖这种情况引起的。

因此，阿德勒·戴维斯又编造了一个说法，解决事实上并不存在的问题。她知道，不吃早餐的人上午血糖水平会缓慢下降，但因为不断升高的血糖值是我们这个时代的一大杀手，这激发了戴维斯，于是她修正了说法，改成"像贫民那样吃早餐"。

因此，那两句与早餐相关的流行说法，是为了解决诸如夜间脱水、夜间饥饿、大脑疲劳和严重的低血糖这类不存在的问题而编造出来的。这些说法依然极具说服力，至今仍有很多人认为吃早餐是新陈代谢所需，是一项不容逃避的义务。这个世界，饮食过量的人数以百万计，这些人还要强迫自己去吃一顿本可以不吃的饭，这并不是一件小事。

地中海早餐

从人的寿命来看，地中海饮食比北欧和北美的饮食更健康，美国加利福尼亚州太平洋大学历史学教授肯·阿尔巴拉（Ken Alabala）在其出版的《早期现代欧洲的食物》（*Food in Early Modern Europe*）一书中指出，早餐从未在欧洲南部地区变得必不可少，"在那些晚餐丰盛的国家，早餐并不重要"。在南欧，早餐至今都不是一顿正式的餐食，只是咖啡加一块面包或点心。在英格兰和欧洲北部，早餐的形式则完全不同。

一位意大利资深营养学家在 2009 年记录了这样一句话："每天早上，大多数意大利成年人只喝一杯咖啡。"

然而，世界卫生组织、联合国和美国中央情报局都证实，意大利人比英国人或美国人更长寿。当然，这并不能证明早餐对你有害，但它确实削弱了不吃早餐就不健康的论断。

概述

都铎王朝时期，欧洲贵族打破了不吃早餐的传统，同时代的一位智者对此表示过担忧。1542 年，著名医生安德鲁·布尔德（Andrew Boorde）在他的《健康饮食法》（*Dietary of Health*）中写道："劳动者可以一天吃三顿饭，但是对于休息的人来说，一天吃两顿饭就足够了。"

为什么？布尔德医生说："饱食会缩短人的寿命。"此外，学者威廉·沃恩（William Vaughan）出版的《自然与人为健康指南》（*Natural and Artificial Directions for Health*）中也建议我们："40 岁之前可以一天吃三顿饭。"

约翰·哈林顿（John Harington，1561—1612）爵士也表达过类似观点："当男人到了中老年的年纪，一天吃两顿足矣。"

正如我们即将发现的那样,早餐是危险的,因为它是在人体胰岛素抵抗最严重的时候吃下的。我们还会发现,最容易患胰岛素抵抗的人群是那些年龄超过 45 岁且不爱运动的人。我们不妨重温一下 16 世纪布尔德医生等人的智慧。

弗兰兹·卡夫卡(Franz Kafka)或许是带领我们认识早餐的最佳向导,他在 1915 年出版的《变形记》(The Metamorphosis)中说:"对于格里高尔的父亲来说,早餐是一天中最重要的一餐。"支持吃早餐的科学家经常引用这段描述,可惜他们的信心是建立在错误之上的,因为完整的引文是:"早餐要用的餐具洗好后摆在餐桌上,摆了如此之多,因为对于格里高尔的父亲来说,早餐是一天中最重要的一餐,他会吃上好几个小时,一边吃,一边坐在那儿翻看各种各样的报纸。"实际上,卡夫卡是在告诉我们,格里高尔的父亲是个混蛋,他不工作养家,还对养家糊口的格里高尔大打出手。

在这幅场景中,早餐是道德沦丧者享用的,我对早餐历史的回顾,也要以此作为完结画面。

3

商业科学时代的早餐
Breakfast in an age of commercial science

《祝您健康》（*Good Health*）自称是全世界历史最悠久的健康杂志，该杂志在 1917 年发表的一篇文章中重申了"早餐是一天中最重要的一餐"这一观点。该杂志的主编正是约翰·凯洛格博士。因此，我们的担忧不言自明。如今，若是在谷歌上查找这些流行的说法，你会发现许多为这些说法背书的研究，都得到了谷物早餐制造商的支持和资助。

为此我做了一个简单的实验。2015 年 10 月 24 日，我在谷歌学术搜索引擎中输入"断食"，从搜索结果中下载了前 10 篇医学或生物学论文，这些论文都可以在网上查阅。你猜一猜在这 10 篇论文中，有多少篇至少部分是由凯洛格、通用磨坊、雀巢或其他食品公司资助的？

这 10 篇论文都是为早餐背书的，在 8 篇披露了资金来源（有两篇没有，这很不寻常）的论文中，至少有 7 篇从相关产业获得了一定数量的资金支持。资金通过"面包计划"的"为饥饿而行"项目获取，资金来源包括凯洛格、通用磨坊、雀巢和弗里霍夫烘焙公司。

对谷歌学术前 10 篇论文的调查显然过于简化了，可即便如此，我们还是能从中看到，学术界支持吃早餐已经成为共识，同时也能看出，产业界对早餐学术研究的支持达到了什么程度。

早餐是一门大生意：全球谷物早餐销售额在 2012 年已达 325 亿美元，

仅北美市场，2012年的总销售额就高达139亿美元。但是北美市场现在已经基本成熟，因此生产商将目标转向了新兴市场。他们当然愿意这样做——谷物早餐是一门大生意。原材料（谷物或大米）价格低廉，但超市货架上的终端商品可没那么便宜。

早餐类目下的快餐市场也很庞大，而且还在持续增长。占统治地位的麦当劳，2012年在北美地区的总销售额达到317亿美元，2007年到2012年间，销售额每年增长4.8%。"快餐＝肉类＝蛋白质"，这样的认知如今已经深入人心，凯洛格公司也已涉足其中，卖自己的"特K堡"（Special K Flatbread）早餐三明治：香肠、鸡蛋和奶酪。这种三明治可以用微波炉加热，在英国人看来和汉堡包差不多。虽然产品热量非常小，每个三明治只有240卡路里，但是每个三明治的钠含量却高达820毫克（实际盐分超过2克），达到每日建议摄入量的三分之一，而大多数人早餐会吃两个这样的三明治。也就是说，他们不仅吃了一顿不必要吃的饭，还在早上出门前就摄入了每日身体所需盐分的三分之二。尽管如此，这款产品的包装还是一如既往地赏心悦目，图片上有两片橙子，旁边是"特K堡"早餐三明治。

由企业资助的研究，往往会得出利于这些企业的结果：科学家很少有不诚实的行为，尽管如此，其发表的研究结果还是会在不知不觉间夹杂着偏见。以制药行业为例，有一类被称为"钙通道拮抗剂"的药物，用于治疗心脏病，多年来，相关大学教授和执业医生至少发表了70多份关于这类药物的临床研究报告。1998年，多伦多大学的一组调查员发现："科学家对药物安全性的看法与他们和医药制造商的财务关系之间存在很紧密的联系。与持批评态度的科学家相比，持支持态度的科学家更有可能与医药制造商存在财务关系。"

可见，相关大学教授和执业医生会发表能为他们的研究带来资金支持的研究成果。经过对科学家发表或者出版的内容进行反复调查之后，证实了这一结论，这就是为什么现在的期刊要求论文作者列出他们的研究资金和研究内容的来源。然而，这样的列表仍然会让读者感到困惑：难道因为与行业有关联，研究者的工作就要被彻底否定吗？或者说，我们还能信任研究人员吗？

食品和饮料公司也会操纵一些出版物。大卫·路德维格（David Ludwig）是对抗肥胖症的英雄。他是哈佛大学医学院的儿科教授，2007年出版了《结束食物大战：在快餐/假食品世界中引导您的孩子保持健康体重》（*Ending the Food Fight: Guide Your Child to a Healthy Weight in a Fast Food/Fake Food World*）一书。他也是一项研究的发起人，该研究发现，部分由饮料生产商资助的研究论文，所通报商业饮料好消息的意愿，通常是那些独立资助研究论文的四到八倍。此外，没有一篇完全由饮料生产商资助的研究论文通报过任何坏消息。由于许多关于饮料的研究论文都是由生产商资助的，路德维格因此得出整个研究领域都存在偏见的结论。

因此，我们必须小心谨慎：对早餐的研究，已经通过对科学界的资助，被相关产业渗透。我们现在可能和1950年之前的香烟研究处于相同的发展阶段。理查德·多尔（Richard Doll）和布拉德福德·希尔（Bradford Hill）在1950年发现了肺癌与吸烟有关。在那之前，甚至在那之后的一段时间，由烟草公司赞助的学术论文在该领域占据主导地位，这些论文宣称香烟有益于健康，为随之而来的广告宣传站台（"吸骆驼牌香烟的医生，比吸其他品牌香烟的医生多"；"L&M过滤嘴，刚好符合医生的要求"；"放下糖果，拿起幸运牌香烟"）。

行业资金的去处，出乎很多人的意料。甚至那些伟大的慈善机构，也会接受商业资助：英国糖尿病协会向使用其标识和名称的公司，每年收取1万英镑到2.5万英镑不等的费用。2013年，至少有12家公司，向美国糖尿病协会捐赠了总计50多万美元。这些慈善机构所做的工作意义重大，因此需要外界的支持。向产业界募集资金或许并不光彩，他们也认识到了其中的风险，并执行严格的道德政策加以规避。这些政策行之有效。

例如，2013 年，美国密苏里州密苏里大学的希瑟·莱迪（Heather Leidy）博士和她的同事们发表了一篇论文，论文标题为《高蛋白早餐对超重 / 肥胖、"不吃早餐"、青春期晚期女孩的食欲、激素和控制能量摄入调节的神经信号的有益影响》（Beneficial effects of a higher-protein breakfast on the appetitive, hormonal, and neural signals controlling energy intake regulation in overweight/obese, "breakfast skipping," late-adolescent girls）。

虽然莱迪博士承认，她的研究得到了牛肉和鸡蛋生产商协会的支持，但她也在论文中明确指出，他们"没有参与资料数据的设计、应用、分析或解释"，我相信她的话。因为莱迪博士实际上已经证明了高蛋白早餐对人体有害！虽然高蛋白早餐会降低当天其余时间的食欲，但这并不能抵消早餐本身带来的额外热量。用莱迪博士自己的话说，吃高蛋白早餐的最终作用是，"与不吃早餐相比，每天摄入的能量更多（约 120 卡路里）"。

如果从统计学角度出发，这种影响没有上升到"重大"的程度，但趋势是危险的。牛肉和鸡蛋生产商费尽心机资助的研究表明，最健康的早餐选择，就是不吃早餐！但是，我们能得出这样的结论，完全是因为莱迪博士是个诚实的人。

美国密苏里州政府也在推广早餐。美国的农业生产商组织，都有特别的称谓，比如"牛肉代缴"或"鸡蛋代缴"，因为这些组织的资金不是来自会员缴纳的会费，而是销售单位。例如，在美国销售的每头牛，都要缴纳 1 美元的税。这就是"公司制国家"的概念，生产商再根据立法对消费者征税，为生产商的营销等活动提供资金。

英国也是如此。2015 年 10 月 24 日，我用谷歌搜索"早餐是一天中最重要的一餐"，第一条信息是名为"苏醒变革"（Shake Up Your Wake Up）的友好机构。"苏醒变革"非常热衷于鼓吹早餐，点开页面，首页写着："早餐除了为我们提供能量，还是诸多重要营养元素的极佳来源，例如……"但是"苏醒变革"的背后是英国农业与园艺发展协会

（Agriculture and Horticulture Development Board），该协会（年度预算 5,600 万英镑）有权依法征收费用，用以提高农民收益。

　　总之，大企业在早餐市场能获得巨大利益，有能力资助大型研究，在大政府中也有朋友，并且根本不需要降低身价就可以发布虚假信息：他们只需要有选择性地发布信息，营造早餐有益于健康的假象即可。

　　1818 年 2 月 3 日，诗人约翰·济慈（John Keats）在给朋友约翰·雷诺兹（John Reynolds）的信中说："我们憎恨对我们有明显企图的诗歌。"但是产业科学的麻烦之处在于，它可以让企图不被察觉。购物需谨慎。

产业资助的研究：另一种观点

　　对于产业资助研究这件事，我已经表达了担忧，然而很多时候，如果要探寻有违传统的真相，产业可能是唯一的资金来源。正如妮娜·泰肖尔兹（Nina Teicholz）在 2014 年出版的《脂肪的真相》（*The Big Fat Surprise*）一书中提到的那样，20 世纪 60 年代，政府和慈善资助机构都深信，膳食脂肪是动脉粥样硬化的病因，以至于 1972 年出版反糖亲脂著作《甜蜜的，致命的：糖如何毁掉我们，以及我们如何摆脱它》（*Pure, White and Deadly : How Sugar is Killing Us and What We Can Do to Stop It*）的约翰·尤德金（John Yudkin），不得不请求产业界支持他的"异端"研究。共识界（认为膳食脂肪会导致动脉粥样硬化）的冷血领袖安塞尔·凯斯（Ancel Keys）因此拿产业界的支持当话柄，污蔑"尤德金和他的商业赞助者们"。

亚当·斯密（Adam Smith）在其1776年出版的《国富论》（*The Wealth of Nations*）中指出，与大学或政府机构相比，市场往往更容易接受新观念，这与弗里德里希·哈耶克（Friedrich Hayek）1944年出版的《通往奴役之路》（*The Road to Serfdom*）中的观点不谋而合。我在2008年出版的《性、科学与利润》（*Sex, Science and Profits*）一书中，再次强调了商业科学在挑战公共认知方面的革新价值。

此外，哈佛大学医学教授托马斯·斯托塞尔（Thomas Stossel）在其出版的《恐药症》（*Pharmaphobia*）一书中指出，只有当大学里的医学家们，与产业紧密合作时，才能最大限度地实现医学创新，而这类合作必然会获得顾问费作为回报。

归根结底，科学论文的公正性是否会被经费来源影响，最终还是得由读者自己评判，而且这样的判断也无法轻易建立准则。

PART 3

Breakfast
Myths

早餐迷思

关于早餐的迷思太多了，我简直不知道该从何说起，我们开始一一揭穿它们吧。

（请注意：我们在这里讨论的不是糖尿病患者的早餐，而是所有人的早餐。糖尿病患者的早餐虽是我研究早餐的契机，但实际上早餐的问题比糖尿病还严重。）

4 迷思一：谷物早餐很健康

Myth No. 1: Breakfast cereals are healthy

恰恰相反，谷物早餐并不健康。谷物早餐主要是掺杂了糖分的碳水化合物，很难想象还有比这更糟糕的早餐了。2006 年，英国的消费者保护杂志 *Which？* 调查了 275 种谷物早餐，发现"在我们调查的、以儿童为受众的样本中，近 90% 的谷物早餐含糖量高，13% 含盐量高，10% 饱和脂肪含量高"。这份报告题为《谷物惯犯》（*Cereal Re-offenders*），意指谷物食品生产商虽然一再遭到批判，他们却视若无睹。

虽然谷物食品生产商可能会在产品中添加营养成分，但是他们会先将谷物中的营养成分剔除掉。以下是费利西蒂·劳伦斯（Felicity Lawrence）在其 2008 年出版的《吃得伤心》（*Eat Your Heart Out*）一书中，对去除玉米片营养成分的描述：

> 玉米片的制作，通常是将玉米粒打碎成小颗粒，然后在每平方米约 0.45 千克的压力下，分批蒸煮，每批最多可达 1 吨。营养丰富的胚芽连同其中的必需脂肪首先被去掉，因为正如凯洛格兄弟在很久以前就发现的那样，随着时间的推移，胚芽会变质，影响保质期。在加工过程中用调味品、维生素代替营养元素的流失，糖可能就在这个时候被添加到玉米片中。

我们来谈谈维生素 B3。缺乏维生素 B3 会导致一种名为糙皮病的疾病，这是一种令人非常难受的疾病，后果可以用 "4D" 概括，即腹泻（diarrhoea）、皮炎（dermatitis）、痴呆（dementia）和死亡（death）。糙皮病曾经在美国南部流行过，1905 年至 1940 年间，约有 300 万人患病，其中约 10 万人死亡。肉、蛋、水果、蔬菜、坚果、全谷物、啤酒和酵母提取物（如马麦酱）里普遍富含维生素 B3，因此糙皮病是一种饮食营养极度匮乏引发的疾病。美国南部之所以流行这种疾病，完全是因为大量居民极度贫困，饮食以去除胚芽的玉米为主，仅能勉强维生。去除胚芽，相当于去除了玉米中的维生素 B3。

如今，谷物早餐的生产商纷纷夸耀他们在产品中添加了维生素 B3，部分原因是民众对糙皮病流行尚存记忆，部分原因是维生素 B3 价格低廉。但实际上，他们添加的维生素 B3 过量了，如果今天的儿童不食用任何添加维生素 B3 的食品，也只有 2.9% 的儿童维生素 B3 摄入量低于 EAR（Estimated Average Requirement，平均需要量）。但是目前美国 2 至 8 岁儿童中，有 28% 的儿童维生素 B3 摄入量超过了建议的 UL（upper limit，上限）。相比之下，2.9% 的儿童维生素 B3 的摄入量低于 EAR 所带来的公共健康风险或许更小。

谷物食品里的其他添加物也引发了关注。一些谷物食品生产商在产品中添加铁元素，导致一些儿童铁元素中毒。因此，挪威等国家现在已经禁止在谷物早餐中添加铁元素。曾有一项研究指出："通过吃无添加的食物获得每日推荐摄入量和适宜摄入量，依然具有以下优势：（1）有效摄入其他潜在营养元素和食物成分；（2）通过与其他营养元素发生交互作用，可以提升吸收效果。"换句话说，即"吃天然食品，而非加工食品。避免吃谷物早餐"。

如果早餐中的谷物食品被未经加工的、更天然的食品取代，儿童会更健康；毕竟，主要是英语国家的人在吃即食谷物食品，没有系统性的证据表明，非英语国家的儿童因为不吃这些东西出现任何健康问题。

　　谷物早餐不健康这件事，长期以来一直激发着人们的幽默感，戴维·洛奇（David Lodge）在其1975年的小说《换位》（Changing Places）中说："最近，校报报道了一项实验结果，显示用盒装玉米片喂养的老鼠，比用玉米片喂养的老鼠更健康。"

　　这种讽刺幽默正在转化成消费者的抵制：营销公司欧睿国际报告称，自2012年以来，谷物早餐在美、英等国的销量，每年至少下降1%；随着消费者越来越多地转向酸奶、新鲜水果，以及其他以蛋白质为主的更天然、低碳水化合物、低糖的食品，预计这种下降趋势还会持续下去。

　　然而，美国农业部（U.S.Department of Agriculture）还在为谷物早餐辩护，说谷物早餐越来越健康，对于这种利益共同体的宣传信息，消费者当然不买账。

专栏

谷物早餐和高加索人

　　英语国家的人是谷物早餐的主要消费者，通常搭配乳制品食用。但是对于大多数非高加索成年人来说，喝牛奶本身就是一项挑战：90%的北欧人一次性喝半品脱（约280毫升）牛奶也不会感到不适，但是南欧人中只有40%、世界其他地区只有35%的人可以做到这一点。当然了，牛奶原本只是用来喂养婴儿的，牛奶中含有一种名为乳糖的糖分，一般情况下，只有婴儿才能舒舒服服地吸收，因为只有婴儿的肠道才能生成用来消化这种糖的乳糖酶。大多数人在过了婴儿期之后，就不会再生成乳糖酶了。但是，高加索人获得了一种突变，因此保留了生成这种乳糖酶的能力。而动物乳汁富含丰富的维生素 D，食用动物乳汁可以帮助他们摆脱因北欧缺少日照而引发的佝偻病。就在同一时间，高加索人还获得了另一项突变——皮肤变白，这有助于帮助他们更好地将阳光转化成维生素 D。

虽然乳糖酶突变在其他特定族群中也有发生，特别是那些饲养绵羊、山羊和牛的族群，但是在大多数族群中成年人依然无法消化乳糖。顺便说一句，奶酪和酸奶是细菌发酵的产物，发酵过程中已经分解了大部分乳糖，因此所有族群的成年人都能食用这类食物。

在全球范围内，各国牛奶消费比例和国民身高之间呈正相关：荷兰人和斯堪的纳维亚人的人均牛奶饮用量最高，他们也是世界上身高最高的族群之一（目前荷兰的男性平均身高为 1.84 米，荷兰的女性平均身高为 1.71 米）。如此看来，牛奶对人体有益，对人体有害的是他们随牛奶一起吃进去的谷物。

5

迷思二：早餐对大脑有益
Myth No. 2: Breakfast is good for the brain

这是真的吗？人们普遍认为，儿童和青少年如果吃早餐，他们的学习成绩和认知能力肯定会更好，但针对这个问题进行全面系统的复盘，却出人意料地得出一个不确定的结论。对 1950 年至 2008 年间的 45 项研究，进行两次全面复核后得出的结论是：吃早餐似乎只对贫困家庭儿童的教育有益。这不一定是因为他们的大脑需要在早晨摄入卡路里，也许是因为贫困家庭的儿童被学校的免费早餐吸引，来到学校后，当天就不会旷课了。

如果说早餐对儿童认知能力有益的证据很薄弱，那对成年人认知能力有益的证据就更薄弱了。1992 年，英国威尔士卡迪夫大学心理学系的一项研究发现，虽然早餐似乎能提高成年人上午的"识别记忆"和"逻辑推理"能力，却会损害他们下午的"语义处理"能力。1994 年，英国威尔士卡迪夫大学的心理学家发现，早餐会改善"自由回忆"和"识别记忆"能力，对"语义记忆"能力没有影响，但会损害"逻辑推理"能力。

因此，吃早餐似乎能改善大脑的某些功能，但是也会损害大脑的其他功能。早餐对大脑功能的实际影响一直没有明确的答案，直到 2014 年，一篇综述对 15 篇最审慎的针对儿童和成人的研究论文做出了总结，最终认定：由于缺少足够的样本数据和一致性，无法得出确定的结论。

研究人员不必局限于对人群进行观察，他们还可以开展实验。2014 年，荷兰乌得勒支大学的一个研究小组发表了一篇标题动人心弦的论文:《一定要空腹赌博：饥饿与有利决策相关》(Always gamble on an empty stomach: hunger is associated with advantageous decision making)。他们以"爱荷华博弈任务"为基础，设计了一个名为"不确定结果的复杂决策任务"的模型。研究小组发现，当30名大学生不吃早餐时，他们在模拟决策和冒险的标准心理测试中，表现得更好。论文建议，领导者应该不吃早餐。

专栏

校园免费早餐

校园免费早餐最早出现在 1867 年的巴黎，由校园基金协会提供。1890 年，英国伯明翰的一项免费早餐计划，是在第一节课前为孩子们提供"一大块面包和一杯热牛奶"。到 20 世纪 20 年代，挪威的学童开始享用奥斯陆早餐，包括黑麦饼干、黑面包、黄油或添加了维生素的人造黄油、乳清干酪、鱼肝油膏、牛奶、生胡萝卜、苹果和橙子。在那个年代，这样的政府福利基本上已经在欧洲各国施行。

不过，美国仍然践行政府不干预的放任政策，一切依靠民间慈善组织或者各州自己设立相关政策，而且看起来效果不错。早在 1905 年，慈善宗教基金会就开始在教堂为贫困学童提供免费早餐。免费早餐行动的发起人是一位名叫阿尔伯特·肖（Albert Shaw）的记者。1891 年，他在没有任何依据的情况下声称："让孩子们空着肚子去学校，指望他们往头脑里填满知识，无异于竹篮打水。"直到 1975 年，联邦政府才终于向国会寻求"课间休息计划"的永久性授权。联邦政府这样做不是因为当时的早餐提供者失败了，而是因为事实证明，他们的行动以及相关倡议太成功了，特别是一个叫作黑豹党（Black Panther Party）的组织。

到 1970 年，尽管黑豹党的"免费早餐计划"才启动两年，却已经通过教堂厨房为成千上万的非裔美国儿童提供了早餐。尼克·海宁（Nik Heynen）和该党创立者休伊·纽顿（Huey Newton）所言极是，埃德加·胡佛（J. Edgar Hoover）之所以声称"黑豹党毫无疑问是国内安全的最大威胁"，不是因为他们好勇斗狠，而是因为他们的早餐时间教育计划取得了成功。联邦政府很清楚，要排挤黑豹党的教育项目，首先要排挤掉他们免费供给的鸡蛋、培根、玉米粥、面包和橙汁。

6 迷思三：早餐有助于减肥

Myth No. 3: Breakfast is slimming

　　总是有专家言之凿凿地表示，早餐能产生饱腹感。他们都说，早餐能填饱肚子，提高血糖值，因此后面的几顿饭就会少吃。事实果真如此吗?

　　当然也有同行评议的科学论文做出这样的论断。得克萨斯州的心理学家约翰·德·卡斯特罗（John de Castro）博士就写过很多这样的文章，他在 2004 年撰写的文章中说："我们发现，当个体参与者的早餐分量高于一日进食量的平均值时，接下来他们一整天的进食量就会明显减少。"显然，他的意思是，一个人早上吃得越多，这一天的剩余时间吃得就越少。德·卡斯特罗把这归因于饱腹感。以下是他的模型：

吃早餐 → 饱腹感 → 午餐少吃 → 体重减轻

　　这是一个很有说服力的模型，乍一看似乎很有道理。但是，大多数科学家发现，事实恰恰相反。在最近的一项研究中，纽约康奈尔大学的大卫·列维茨基（David Levitsky）和卡莉·帕卡诺夫斯基（Carly Pacanowski）发现，给参与者提供清淡的早餐（约 350 卡路里）时，他们午餐的摄入量完全不变。也就是说，早餐摄入 350 卡路里并不会导致午餐卡路里摄入的代偿性下降，因此只要吃早餐，他们每日的摄入量就会增加 350 卡路里。此外，当参与者吃大约 624 卡路里的正式早餐时，他们午餐摄入的卡路里只会减少 144 卡路里，导致每天净增加 480 卡路里的摄入量。难怪列维茨基和帕卡诺夫斯基会得出"不吃早餐或许是一个减少能量摄入的有效手段"的结论。因此，列维茨基和帕卡诺夫斯基的模型是：

不吃早餐 → 少吃食物 → 减少能量摄入

反之：

吃早餐 → 吃更多食物 → 增加能量摄入

列维茨基和帕卡诺夫斯基明确表示，"这些数据与已发表的文献一致"，正因为如此，他们的研究才尤为重要。也就是说，德·卡斯特罗受到广泛认同的饱腹感假说是错误的，吃早餐会增加能量的摄入。

有人对 1952 年至 2003 年间的 47 项最权威的早餐研究进行了总结，根据这份综述，约有 20% 的儿童和成人不吃早餐，而吃早餐的人通常每天会摄入更多的卡路里。因此，与谣传相反，吃早餐会增加卡路里的摄入量。那么，我们如何解释德·卡斯特罗的发现——"当个体参与者的早餐分量高于一日进食量的平均值时，接下来他们一整天的进食量就会明显减少"呢？

有意思的是，德国慕尼黑工业大学肥胖症诊所的沃尔克·舒斯齐亚拉（Volker Schusdziarra）博士和他的同事们认为，德·卡斯特罗有关早餐的结论，只是一种统计错觉。舒斯齐亚拉博士对一组参与者进行研究后发现，如果由他们自己动手准备，他们早上的进食量基本保持不变（即出于习惯，早餐进食量相对固定），但是早餐之后的其他几顿饭，进食量就不会如此恒定了：有时候午餐和晚餐吃得多（出于各种原因，比如弗洛姨妈过生日，或者去餐馆庆祝一下）；有时候午餐和晚餐吃得少（也是出于各种原因，比如身体不舒服，或者工作忙）。

由于早餐的摄入量基本固定，因此午餐和晚餐大吃大喝的时候，早餐占一天进食总量的比例自然不大，而午餐和晚餐若吃得少，早餐占一天进食总量的比例自然就大。因此，看起来就像：

早餐吃得少 → 日食物摄入量大

以及：

早餐吃得多 → 日食物摄入量少

但是，这都是建立在午餐和晚餐摄入变量较大基础之上的假象，真正的模型是：

午餐、晚餐吃得多 → 早餐相对吃得少

以及：

午餐、晚餐吃得少 → 早餐相对吃得多

舒斯齐亚拉肯定了德·卡斯特罗的数据，只是对德·卡斯特罗的解释提出了质疑。接下来大家会发现，这正是本书的主题：成百上千位科学家积累的早餐数据（居然有这么多有关早餐的研究，着实令人吃惊），基本上都值得信赖，但这些发现却遭到了系统性的曲解。

饱腹感和社交饮食

饱腹感当然是真实存在的。3 岁以下的孩子，只会对一种信号做出进食反应，那就是饥饿感。但是到了 5 岁，他们的食欲就已经被社会信号篡改。因此，康奈尔大学食品与品牌实验室的布莱恩·万辛克（Brian Wansink）在其 2006 年出版的《无意识进食》（*Mindless Eating*）一书中提到了宾夕法尼亚州立大学研究人员的一段话：

> 给 3 岁或 5 岁的孩子吃奶酪通心粉，无论给的是中份还是大份，3 岁的孩子只会吃掉相同的分量，他们吃饱就不再吃了；但是 5 岁的孩子则会随机应变，给他们大份的，他们就吃得多，大约能多出 26%。5 岁孩子的表现和成人完全一样。食物的分量会影响我们的进食量。

米歇尔·梅（Michelle May）博士在 2011 年出版的《吃你所爱，爱你所吃》（*Eat What You Love, Love What You Eat*）一书中，列举了会抵消饱腹感，进而造成暴饮暴食的社会和心理信号，其中包括孤独、抑郁、焦虑、压力和无聊。或者用 1997 年《辛普森一家》（*The Simpsons*）漫画中男主人公的话来说："孤独和芝士汉堡是一个危险的组合。"

吃东西时注意力不集中也是一个重要的进食刺激因素。曾有一篇综述，是对 24 篇独立研究论文进行的总结，得出的结论是：吃东西时注意力不集中，比如边看电视边吃薯片，食物摄入量平均增加 76%。因为分心的人，不仅吃的时候不用心，甚至对吃东西这件事没什么记忆，于是吃下一餐的时候会假定自己一定已经饿了。"两餐之间不进食"这一古老的禁令背后蕴含着智慧。

另一个社会信号是同伴。在约翰·德·卡斯特罗的几个被大家熟知的研究报告中，曾指出：如果你和另外一个人一起吃饭，你的进食量会增加 35%；如果你和三个人一起吃饭，你的进食量会增加 75%；如果你和六个人一起吃饭，你的进食量会增加 96%。正因为如此，万辛克才在《无意识进食》一书中说"肥胖会传染"。

人类并不是唯一会被同伴影响进食量的社会性动物。早在 1929 年，人们就发现，一只单独圈养的鸡在吃饱后会停止进食，如果往笼子里放入另一只鸡，它会再次进食。猪、鱼、老鼠、沙鼠、狗和灵长类动物，都是如此。社会性动物在进食方面，也具有社会性。万辛克甚至表示，我们在餐厅点菜的数量会受到服务员体重的影响，"如果是比较重的服务员为顾客服务，那么顾客点甜点的概率会增加四倍"。

经过漫长的进化，人类磨炼出了寻找社会认同的属性，我们吃东西不仅受自身饱腹感支配，同时也会受社会和心理选择影响。因此在日常生活中，即便饱腹感已经得到满足，我们还能继续吃。

（在本书中，我顺从学术界的惯例，将当代发病率超高的肥胖症和糖尿病描述成"流行病"或"大流行"。最初这两个词的定义是人际传播疾病，但是现在过度进食也具备了社会传播属性，用它们来描述肥胖症和糖尿病也合情合理。）

有一个例外

虽然通常情况下有人陪同会吃得多，但美国范德比尔特大学的一个研究小组在他们的心理学实验室，开展了一堂有关"熟络"的课程，过程中发现，在心仪的异性面前，女性零食点心会少吃 75%，但是男性不会如此。研究人员因此对女性"自我展示"这个因素，在厌食症发展过程中扮演的角色，做出了推测。1921 年，阿奥尔德斯·赫胥黎（Aldous Huxley）出版了一本名为《克罗姆·耶娄》（*Crome Yellow*）的小说，他在第 19 章写道：

> 他惊讶地发现，艾米琳小姐的胃口很差，实际上不是胃口差，是根本没有胃口，这让他有些心疼。两勺汤，一点鱼肉，没有鸡肉，没有红肉，三颗葡萄——这就是她的全部晚餐……
>
> "求求你，别跟我提吃饭这件事。"艾米琳说这话的时候，像一株娇弱的植物那样萎靡无力，"我们觉得吃饭这件事，太粗鄙、太世俗了，我和我的姐妹们都这样认为。"
>
> 但是，过了一段时间，主人公发现一扇暗门，他打开门发现姐妹们正在享用丰盛的午餐。主人公立即要挟其中的一位叫乔治安娜的女孩嫁给他。

4 The Breakfast
Paradox

PART

4

早餐悖论

吃早餐的人比不吃早餐的人更苗条——这是否意味着我们应该吃早餐？
（提示：不是。）

7 节食的溜溜球效应
Yo-yo dieting

对特定人群进行研究，通常会发现，吃早餐的人比不吃早餐的人瘦。但是相同的研究也显示，吃早餐的人一天摄入的卡路里比不吃早餐的人多。我们该怎样解读这些貌似相悖的数据呢？

人们选择不吃早餐的其中一个原因是，他们在节食。什么样的人会节食呢？当然是胖人。澳大利亚一项以 13 岁青少年为对象的调查研究发现，699 位参与者中不吃早餐的人数占 12%，其中认为自己胖的女孩，会遵循减重饮食而不吃早餐。

当然，认为自己胖的女孩对自己体形的认知，可能是错误的。但是另一项针对美国北卡罗来纳州的女大学生的研究发现，重度肥胖者中有 48% 的人不吃早餐，超重者中只有 40% 的人不吃早餐，体重正常的人群中不吃早餐的仅占 27%。因此，胖子不吃早餐，确实没错。

美国北卡罗来纳州的这项研究由于只有 166 位参与者，因此不具有统计学意义（用行业术语可以表述为 $p < 0.09$），但是很多研究都可以证实，不吃早餐是超重和肥胖人群的普遍行为。因此，胖人会节食，体重减轻。但是关键问题来了，节食者通常无法持续减重，在所谓的节食溜溜球效应中，他们通常会复胖，于是这些人就陷入了以下循环：

- 胖了，于是通过不吃早餐减重
- 变瘦了，重新开始吃早餐

早餐与体重之间一直有一个悖论，即人们胖时，他们选择不吃或少吃早餐（因此体形肥胖与不吃早餐之间存在关系），但是当人们瘦下来之后，他们会重新开始吃早餐，其他正餐也恢复如常，体重因此反弹，由此推论，瘦子与吃早餐之间也有关系。但是，并非体重取决于吃不吃早餐，而是吃不吃早餐取决于体重，也就是说，以下逻辑是错误的：

吃早餐 → 消耗更多卡路里 → 变得苗条

或者：

不吃早餐 → 消耗更少卡路里 → 变得肥胖

正确的逻辑是：

变苗条 → 可以放心吃早餐

或者：

变胖 → 不吃早餐

专栏

为什么节食的人会复胖

据说，马克·吐温（Mark Twain）认为，戒烟很容易，他已经戒了上千次了。因此节食者也觉得减肥容易，他们已经成功减肥上千次了。但是，减肥成功之后，他们会复胖。已经有很多研究证实，80%—90% 的节食者会复胖到以前的体重。导致这种节食的溜溜球效应的至少有：愉悦、脂肪取代肌肉、重置基础代谢率和运动量、激素、基因。

愉悦

传统的节食过程几乎毫无乐趣可言。不用再吃减肥餐后，重新开始吃东西这件事，变得极具诱惑力。节食期间不吃早餐的人在中断节食后，会重新开始吃早餐（因此，才会有胖子不吃早餐，而瘦子吃早餐这个悖论）。

脂肪取代肌肉

节食的人减掉的不仅仅是脂肪，许多研究报告称，节食者在减重的同时也减掉了肌肉。但是，体重反弹之后，长回去的脂肪多于肌肉。由于脂肪消耗的能量比肌肉少，想要保持体重，就要比之前吃得还少，一般情况下他们无法做到这一点。

第一个经过研究发表"再进食时脂肪组织优先恢复"结论的，是现在已声名狼藉的安塞尔·凯斯（详见后文），他在 1944 年与 1945 年开展了著名的"明尼苏达饥饿研究"。凯斯对第二次世界大战中的大规模饥荒感到担忧，并（非常正确地）认为需要对饥荒有更全面的了解。他打出那条著名的广告："为了让他们吃得更好，你愿意挨饿吗？"他招募了 36 名出于道义拒服兵役者（男性，身体瘦弱，年龄范围在 22—33 岁），随后，他真的让志愿者挨饿，之后再给他们食物。他在 1950 年出版的经典著作《饥饿生物学》（*The Biology of Starvation*）中指出，身体重新恢复进食后，会优先补充脂肪组织。尽管并非所有人都如此，但大多数研究人员在重现凯斯的实验时，都会发现脂肪组织会优先补充。仅此一次，凯斯陈述了事实。节食的人摄入适量蛋白质并外加运动，有助于维持肌肉量。顺便说一句，我妻子告诉我，私人教练都知道这个道理。

重置基础代谢率和运动量

《超级减肥王》（*The Biggest Loser*）是美国的一档真人秀节目，嘉宾们要在节目中减肥，还要相互竞争。有的人减肥效果惊人，减了很多，第 8 季中，46 岁的丹尼·卡希尔（Danny Cahill）在 7 个月内减掉了 108 千克。《纽约时报》（*New York Times*）在 2016 年 5 月 2 日头版刊登了一篇文章，正如这篇文章所述，参赛者遇到了"适应性生热"（adaptive thermogenesis，thermogenesis 源自希腊语 *therme*，即"热"，以及 *gignesthai*，即"生"）的问题，这个听起来有些花哨的词组，实际是指人体消耗的能量会发生变化。

用拟人法来说，我们的身体在主观上并不想减重。我们的身体将饥饿视为一种可怕的威胁，这是进化过程中训练出的结果，身体经历过体重大幅度下降之后，会本能地做出通过降低基础代谢率来节省能量的反应，这种反应机制有时被称为"最胖者生存"，而且这种代谢率的下降可能永远不会恢复。如果你以为，我们现在谈论的基础代谢率变化，前后差距很小，那就错了。一项有影响力的研究表明："两个体重与身形差不多的人，一个原本肥胖，一个从未肥胖过，前者必须比后者每天少摄取 300 至 400 卡路里的热量，才能维持跟对方相同的体重。"

《纽约时报》给出的数字更大，前者比后者每天必须减少大约 600 卡路里的摄入量。《纽约时报》的这篇报道，是根据美国国立卫生研究院（National Institutes of Health）对《超级减肥王》展开的研究撰写的。这个数字和一顿饭摄入的卡路里差不多，想和从不节食的人保持相同体重，节食的人要一直空出这个热量缺口。例如，丹尼·卡希尔就没做到这一点，2016 年他的体重比七年前重了 47 千克。

虽然有些研究在节食者身上并没有发现适应性生热现象，但大多数研究都发现了这一现象，因此我们可以看到，适应性生热是如何打击节食者的。实际上，适应性生热的发生，不只是因为节食者基础代谢率下降，还因为一种现象的强度也降低了，我们称这种公众未广泛认知的现象为"非正式运动"。

身体活动可以通过便携式计量器或"加速度表"（智能手环这类运动追踪设备的前身）进行监测，结果显示，正在节食以及之前节食过的人参与的休闲活动，比从未节食过的人少。正在节食以及之前节食过的人，更愿意搭电梯而不是爬楼梯，以前会走路去的地方，可能因为不想动就不去了，或者虽然距离很短也要开车。这样看来，正在节食以及之前节食过的人，过去也会爬楼梯、伸展筋骨，如今似乎连这样的念头都没有了。

因此，对于不吃早餐摄入更少卡路里却肥胖这个悖论，适应性生热提供了另一种解释：不吃早餐的人，通常都会受到节食的溜溜球效应影响，由于适应性生热，消耗的热量相对较少而肥胖。但是，这些人不是因为不吃早餐才变得肥胖，而是因为节食的溜溜球效应引发了适应性生热。

激素

我们的激素也不希望我们减轻体重。澳大利亚墨尔本的一个研究小组发现，超重或肥胖的参与者，在大规模减重后，即使在停止节食一年后，胃泌素（增加饥饿感）这类激素的浓度会提高，而瘦素（减少饥饿感）这类激素的浓度会降低。

基因

我们的体重是由基因还是环境决定的？伦敦国王学院的双胞胎专家蒂姆·斯佩克特（Tim Spector）教授发现："同卵成年双胞胎的体重平均相差不到 1 千克。"

简而言之，遗传因素对一个人的体重影响巨大，约占三分之二，而环境的影响只占三分之一。到目前为止，人们发现有 52 个所谓的"肥胖基因"变异，或与肥胖有关，不过没有一种变异能单独发挥强大作用，除了某些罕见的情况，肥胖和超重都是基因组合与我们的饮食和运动量相互配合的结果。在这些基因变异中，很多会在控制食欲方面发挥作用，有些会在基础代谢方面发挥作用，还有一些则会决定我们的肠道微生物组合。因此，如果我们节食，用斯佩克特教授的话说就是："我们的身体似乎会去适应这种卡路里摄入量的减少，然后继续按进化出来的设定行事……这就是大部分节食减肥会失败的原因。"

令人担忧的是，为了减重而节食，甚至可能引起体重增加。2012 年，芬兰的一个研究小组发表了一份有关同卵双胞胎的报告：让同卵双胞胎的其中一人刻意节食减重 5 千克，另一人从未节食。最后的结果是，节食者比从未节食者平均重 0.4 千克。

结论

瑞士的一个研究小组，通过对该领域相关研究进行复查得出结论，瘦人永远不要节食，节食蕴含着最终会发胖的风险。只有那些肥胖的人才应该节食，只有这样的人才能通过节食起到减重的效果。

很多人想不到，节食竟会成为问题。我们需要找到一种能让人减轻体重，同时不会反弹的方案，或者说一种生活方式。接下来我们会发现，不吃早餐就能帮我们实现这个目标。

8 混乱的生活状态

Chaotic lives

对于不吃早餐的人反而肥胖这个悖论，还有另一种解释：他们的生活可能很混乱。芬兰的一项研究调查了 5,500 名 16 岁的男孩和女孩及其父母，结果发现，不吃早餐的人往往来自问题家庭，会有以下这些表现：

· **吸烟**

· **缺乏锻炼**

· **忽视教育**

· **摄入较多高糖、高碳水化合物、高脂肪零食**

· **饮酒过量**

· **体重超标**

美国罗得岛州对近万名青少年进行的一项研究，与芬兰的发现相符，同样表明以下表现确实存在相关性：

· **不吃早餐**

· **吃快餐**

· **体重增加**

虽然存在相关性，但并不意味着存在因果关系。因此我们会提出疑问，这些青少年体重增加，是不吃早餐或吃快餐造成的吗？对此，明尼苏达大学的马克·佩雷拉（Mark Pereira）博士给出了答案。佩雷拉博士对3,000 名年轻人进行了长达 15 年的跟踪调查，结果显示，那些每周在快餐店就餐两次以上的人，比那些每周在快餐店就餐次数少于一次的人，体重增加了 4.5 千克，胰岛素抵抗的上升幅度也增加了两倍。佩雷拉博士因此认定，快餐不健康，正是因为它的热量太高，"在快餐店吃一顿饭摄入的热量，通常足以满足一个人一整天的热量需求"。

什么样的人爱吃快餐呢？生活状态混乱的人。佩雷拉博士将研究对象分为白人组和黑人组，由于可耻的历史原因，美国黑人生活条件相对较差，佩雷拉博士也据此证明了社会阶层和快餐之间的关联。经过 15 年的研究，佩雷拉博士发现：

· 黑人组每周光顾快餐店 2.15 次，白人组是 1.6 次
· 黑人组的受教育时间比白人组少将近两年
· 黑人组的运动量是白人组的四分之三
· 黑人组看电视的时间几乎是白人组的两倍
· 黑人组每天比白人组多吃大约 400 卡路里的食物
· 黑人组比白人组多喝 50% 的软饮
· 黑人组比白人组多吃 50% 的肉
· 黑人组纤维摄入量显著低于白人组

罗得岛州对近万名青少年的研究，揭示了不吃早餐、吃快餐和体重增加之间存在很强的相关性，但根据佩雷拉博士的研究，我们得知导致体重增加的不是不吃早餐，而是吃快餐。而吃快餐和不吃早餐有一个共同的根源，那就是混乱的生活方式，因此我们开始了解，不吃早餐和超重之间不

存在因果关系，而是反映了另一个问题，就是家庭混乱导致人们选择了不健康的生活方式。

不吃早餐 → 体重减轻
吸烟 → 体重减轻

不健康的生活方式

喝得太多 → 体重增加
运动少 → 体重增加
吃得太多 → 体重增加
吃易使人发胖的食物 → 体重增加

最终结果 → 变胖

由此可见，不吃早餐与体重增加之间可能存在关联性，但是不吃早餐并不是体重增加的原因。不吃早餐的行为本身，有助于体重减轻，但是如果将它与一系列增加体重的行为串联起来，就会与体重增加联系到一起，从而导致不明真相的流行病学家以为，吃早餐会导致体重减轻。

我们可以拿青少年吸烟和怀孕的问题做类比。吸烟的少女更有可能怀孕，但没有人认为吸烟会导致怀孕。反而是有缺陷家庭的少女更有可能吸烟，以及怀孕。有缺陷的家庭才是她们做出这些行为的原因。这件事的模型如下：

吸烟

有缺陷家庭的少女

怀孕

而不是：

有缺陷家庭的少女 → 吸烟 → 怀孕

甚至有报告称，日本不吃早餐的未成年女孩发生性行为的时间，比她们吃早餐的姐妹早两年（分别是 17.5 岁和 19.4 岁），由此认定相关模型是正确的，因果模型是错误的。这份报告没有在英文同行评议期刊上发表过，但是它出自日本家庭计划协会（Japan Family Planning Association），因此具备可信度毋庸置疑。这件事的模型应该是这样的：

有缺陷家庭的青少年 ↗ 不吃早餐
　　　　　　　　　　 ↘ 过早发生性行为

而不是：

有缺陷家庭的青少年 → 不吃早餐 → 过早发生性行为

专 栏

最早的临床试验

流行病学（源自拉丁语 *epidamia*，即疾病的流行）是一门人口学，但在流行病学中，很容易混淆"因果"和"相关"这两个概念。

对"因果"的表述是这样的：

吃早餐 → 吃得更多 → 体重却没有道理地下降了

（或者）

不吃早餐 → 吃得更少 → 体重却没有道理地增加了

对"相关"的表述是这样的：

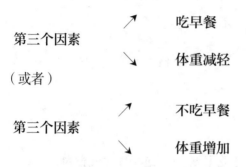

做流行病学研究如果只关注早餐和体重，很容易将"相关"与"因果"混淆，其实为了区分它们，流行病学早就制定了"证据分级制度"。但流行病学家们有时不会十分严格地执行这份"证据分级制度"。

饮食冲突由来已久。曾经有一个临床试验，一组年轻人只吃素菜、喝清水，然后观察他们的容貌；另一组年轻人享用美味佳肴，同样观察他们的容貌。测试 10 天。过了 10 天，只吃素的年轻人的容貌比所有享用美味佳肴的年轻人，更加俊美健壮。

这是第一个被记录下来的临床试验，虽然当时它的变量控制做得非常糟糕。今天的我们一定能做得更好，现在我们已经知道，还有更为先进的方法来执行证据分级制度：

- 系统评价和荟萃分析
- 随机盲法对照实验
- 随机对照实验
- 队列研究
- 病例对照研究
- 横断面调查
- 病例报告

我将按照由弱至强的顺序，简单介绍一下这些方法。

病例报告

这类报告以讲故事的方式描述病人的病史。"乔·博克斯先生一直吸烟，他刚刚过了 80 岁生日，因此吸烟能延年益寿。"再平庸的人也能看得出来，为什么病例报告只能提供微弱的因果证据。

横断面调查

相当于"快照式调查"。在这类研究中，人们会被问到两个问题，可能是：你早餐吃什么？你的体重是多少？上面提到的许多关于早餐的研究，都属于这一类，这些研究都是失败的，因为这类快照式的研究可能极具误导性。在一个时间点，可能刚好问到肥胖的参与者，他为了减肥而不吃早餐，或者是刚好瘦下来所以吃早餐。但让人瘦下来的原因不是吃早餐（反之亦然，让人变胖的原因不是不吃早餐）；实际上是，肥胖的人比较有可能不吃早餐，身形苗条的人比较有可能吃早餐。因此，横断面调查或快照式调查，都可能得出百分之百错误的结论。

病例对照研究

这类研究很少应用在早餐研究中，在此不做介绍。

队列研究

队列研究是为了规避"快照式调查"存在的问题而进行的尝试。队列研究会挑选两组人，一组吃早餐，一组不吃早餐，若干年后再确认结果。在 20 世纪 40、50 和 60 年代，布拉德福德·希尔和理查德·多尔开展了一项著名的队列研究，揭示了吸烟会导致肺癌，两组研究对象分别是吸烟的医生和不吸烟的医生。布拉德福德和理查德于 1954 年将他们的新发现公开发表，实际上在 20 世纪 30 、40 年代，为了推行希特勒的禁烟运动，德国科学家就有过这方面的发现。只不过，那时候民主国家没有人对纳粹科学感兴趣，德国的研究论文被英语国家完全忽略。

随机对照实验

现在，我们正从观察转向实验，给参与者服用一种药物或采取其他干预措施（如不吃早餐），然后由科学家确认效果。

不过，光有实验组，少了对照组也没有意义。如果你让一组人服用药物，产生了效果，你就必须确认这些人完全没有其他原因产生这种效果，因此在临床医学中，我们要进行对照实验，将服药参与者对药物的反应，与未服药参与者的反应进行比较。但是对照组参与者一定不能由实验者挑选，因为这可能会导致结果出现偏差。因此，在临床医学中，我们进行随机对照实验时，会尽可能选择相似的两组参与者，对他们进行随机分配。

随机盲法对照实验

理想情况下，为了避免主观偏差，实验者和参与者都不应该知道谁是干预组，谁是对照组。遗憾的是，我想我无须解释早餐实验为什么无法进行盲法实验：盲法实验要求为对照组参与者提供安慰剂，但是我们无法提供可以冒充早餐的安慰剂。因此，最有力的实验方案无法应用到早餐研究中，但正如天文学展现的那样，没有全套实验方案，知识照样可以进步：即便没有实验，如果我们仔细观察，也能证明，地球在围绕太阳转，而不是太阳围绕地球转，前提是我们的观察必须细致入微，不带任何先入为主的偏见。

系统评价和荟萃分析

这是一个复杂的词组，描述的是一系列的复杂方法，通过这一系列方法，可以对多项实验结果进行整合，从而得出比任何一项单独实验都更可靠的结论。

结论

临床医学制定了证据分级制度，可惜流行病学家忽视了证据分级制度，混淆了"相关"与"因果"，我希望大家能通过这本书发现其中的谬误。

9 早餐传说五则

Five breakfast sagas

针对"和不吃早餐的人相比，吃早餐的人摄入更多卡路里却更瘦"这个悖论，我已经对两大主要原因做了讨论。接下来我再给大家提供另外五个原因：

- 注重健康的人会乖乖地吃早餐
- 有人少报了他们的食物摄入量
- 不吃早餐的定义有误
- "快速启动"新陈代谢
- 不吃早餐的不是早起的鸟儿，而是夜猫子

我们来一一解析。

注重健康的人会乖乖地吃早餐

我们来看看美国马萨诸塞大学医学院在 2003 年公布的一项调查。该调查确认了吃早餐的人身材苗条这件事，但是研究人员警告称"不能将我们的发现视作因果关系"，因为大多数参与者是"健康组织中的中产阶级

白人……这些人在健康管理方面有很高的积极性"。2003 年，健康组织成员的认知是什么？他们认为，早餐是一天中最重要的一餐！因此大多数参与者遵从医生建议选择吃早餐，他们同样遵从了要限制每日进食量的建议。

当然了，通常情况下，遵从医生建议有益无害，但是有时这些建议也存在风险。我们可以看看缺乏维生素 D 的例子。一个瑞典的医学小组对 30,000 位健康女性进行追踪调查，20 年间约有 2,500 位自然死亡。为了降低恶性黑色素瘤发生的风险，其中许多人会刻意躲避阳光的照射。因此，这些人出现了缺乏维生素 D 的现象，结果各种疾病导致的综合死亡率翻倍。论文中是这样描述的："相比接受日照时间最长的那些人，躲避日照者的死亡率翻了两倍……造成这种结果的可能是癌症、心脏疾病以及脑血管疾病。"

遵从效应带来的危险永远不会消失，因为医学进步永远不会停止，这种持续不断的进步会把医生和患者带入适用意外后果法案（限于当时医疗认知或救治水平，医生在非故意的情况下给病患造成不良后果，不承担法律责任）的未知领域。早餐就是遵从型危险的一个权威案例。你的医生可能会叮嘱你，早餐是一天中最重要的一餐，同一位医生可能也曾语气坚定地告诉你，婴儿应该趴着睡（详情参见下文）。

专 栏

婴儿在床上死亡和新生儿失明

遵从型危险

我们的第一个孩子于 1991 年出生，在这之前的几年，意外爆发了一大波婴儿在床上死亡的事故，我初为人父的时候，全世界依然没有走出这件事的阴霾。当时，为了降低各种风险，医生告诉我和妻子让孩子趴着睡。但是，到了 1993 年，我们的第二个孩子出生，我们被告知应该让他仰睡。因为人们发现，1992 年之前在床上死亡的婴儿，有一半是趴着睡导致的。让婴儿趴着睡是因为多项研究显示，重症监护室里的患儿趴着睡后痊愈效果更好。这没什么问题。但是，后来没有经过恰当的验证，这个观察结果就被推定可以应用到家中的健康婴儿身上，趴着睡引发恶果，导致婴儿死亡率升高。

史提夫·汪达（Stevie Wonder）或许是最著名的遵从型危险受害者，他失明的原因是，他在婴儿时期因病接受了 100% 的纯氧治疗。那时候，只要生病，就会按照惯例给婴儿吸 100% 的纯氧，不管孩子得的是什么病，也不管他们是否需要额外补氧。直到医生们意识到，过量的氧气会刺激眼部的某些细胞不受控制地增长，损害婴儿视力，导致同期大量婴儿失明。

我们可以继续列举医生犯错的新近案例（我说的不是那些用蚂蟥治病的古代郎中，而是现代的医生）。大家不妨想想针对更年期的激素替代疗法（HRT）。医生们对 HRT 的称赞持续了半个世纪之久，有很多年，甚至认为不给更年期女性用 HRT，就是医生失职。直到 1992 年，随着两项女性健康新方案发表，乳腺癌事件浮出水面，现在应谨慎使用 HRT 已经成为共识。

这些事件之所以和早餐有关，是因为它们能证明，现代医生给出的建议有时候是错误的，医生给出的早餐建议也不例外。

有人少报了他们的食物摄入量

有关早餐的另一个混杂因素是，肥胖的人往往会少报他们的食物摄入量，因此肥胖与早餐之间的关系很可能只是受了虚假报告的误导：肥胖的人可能一直吃早餐，然后变得肥胖，但是他们会上报说自己没吃早餐。

我几乎坚信，肥胖的人会少报他们的食物摄入量，实际上大多数人都是如此，只是肥胖的人瞒报的程度可能更夸张。我开基础代谢诊所的那段时间，一些超重或肥胖症患者饮食过量，却对明摆着的事实极力否认，作为一位年轻的医生，这让我感到非常惊讶。我记得有一位非常肥胖的女士，否认自己在正餐中间吃东西。她女儿却明确对我说，妈妈整天都在吃饼干，她插嘴说："那些又不是饭。"

不吃早餐的定义有误

2008 年，美国威斯康星大学的哲学家彼得·瓦拉纳斯（Peter Vranas）注意到，关于不吃早餐，不同的研究小组采用了 24 种不同的定义。有的是中午之前不摄入任何卡路里，有的是上午 10 点之前，有的是可以定时或偶尔喝牛奶或果汁这类饮料，还有些是仅限周末可以吃全套早餐，等等。瓦拉纳斯发现……我们还是直接引用他的论文吧："希腊青少年不吃早餐与体质指数之间是否存在关联，取决于对不吃早餐的定义。"

这是一个值得警醒的发现，因为这表明，不同研究小组得出不同的结论，只是基于对不吃早餐的定义不同。

简而言之，瓦拉纳斯指出，不严谨的定义很有可能扭曲了许多流行病学文献。在这个领域，我们或许需要更多哲学家参与。

"快速启动"新陈代谢

一个人在吃饭的时候，新陈代谢率会升高，因为他需要消耗能量来消化食物（这就是为什么有些人吃饭过程中或饭后会觉得热甚至出汗）。一些研究者提出，假如（这只是假设！）吃早餐能瘦身，或许是因为吃早餐能提升一整天的新陈代谢，因此能持续一整天燃烧卡路里。这个说法在商业界得到了广泛回应：易捷航空的机载杂志《小馆 & 精品店》（Bistro & Boutique）在 2015 年 3 月刊载了一篇莫玛（MOMA）麦片首席执行官的声明，说早餐能"启动你的新陈代谢"。

2014 年，英国巴斯大学的詹姆斯·贝茨（James Betts）博士领导的研究小组进行了迄今为止最全面的研究。他们对一组研究对象进行了为期 6 周的跟踪调查，其中一半吃早餐，一半不吃。贝茨首先确认了所谓的早餐饱腹论与事实不符：吃早餐的参与者全天会多摄入 539 卡路里（即不吃早餐会少摄入 539 卡路里）。紧接着他又发现，连续 6 周每天吃早餐，"结果与大众的认知相反……并没有提高其他时间的新陈代谢"，也就是说他打破了早餐能快速启动新陈代谢的谣传。贝茨博士还对《每日邮报》（Daily Mail）表示：

> "早餐是一天中最重要的一餐"，已经成为广泛流传的信条，以至于很多人在得知没有科学证据能证明早餐是否会直接影响健康的时候，会感到万分惊讶。按时吃早餐的人往往更瘦、更健

康，这当然是事实，但是这些人通常也会遵循健康生活方式涉及的其他建议，因此我们应该更注重饮食均衡，多做运动。

通过一项针对肥胖人群展开的类似研究，贝茨得出结论："公众普遍认为，吃早餐有助于体重管理。事实却恰恰相反，在吃早餐群组的 11 个人当中，10 人体重增加。"

贝茨在 2016 年 3 月 24 日告诉《独立报》（*Independent*），早餐"不会让你减轻体重"，因此没必要去虚构一个神乎其神的"快速启动新陈代谢"假说，来解释吃早餐能减轻体重这件事。前提条件根本就不存在。

对早餐的了解比大部分人都更深入、全面的贝茨本人，基本不吃早餐。

不吃早餐的不是早起的鸟儿，而是夜猫子

芬兰曾针对 6,000 人展开了一项研究，结果显示，晚睡人群患 2 型糖尿病的可能性是早起人群的 2.5 倍。这个意料之外的发现之所以重要，是因为另一项研究显示，晚睡人群通常不吃早餐。这两项研究表明，不吃早餐和患 2 型糖尿病之间存在很强的相关性，但根本原因应该是所谓的"社交时差"。

晚睡人群或者说夜猫子们，似乎受社交时差所累，睡觉晚，早上还想接着睡，却不得不起床。他们到了周末会一直躺着，弥补一周的疲劳，或者说"补觉"，但是与此同时，又因为感到压力、萎靡不振，备受折磨。举个例子来说，慕尼黑的一个研究项目，对大约 500 位志愿者进行调查，发现一个人越是夜猫子，越有可能过度吸烟和过度饮酒。

来自芝加哥和曼谷的另一项研究，对 2 型糖尿病患者进行调查，同样显示，一个人越是夜猫子（夜猫子程度取决于他们周末补多少觉，以及起

得有多晚），越有可能不吃早餐、体重超标，以及患重度糖尿病。他们也更有可能患上高血压。

因此，这些研究表明，社交时差型不吃早餐和社交时差型吸烟、喝酒，以及社交时差型压力、萎靡、肥胖、糖尿病一样，都只是社交时差的一个表征。往往引发这些并发症的不是不吃早餐，而是社交时差。

社交时差造成的伤害会由睡眠不足呈现，但是社交时差当然不只会导致睡眠不足。日本冈山市的一个研究小组发现，无论什么原因入睡困难或半夜醒来的人，患 2 型糖尿病的可能性是一般人的 2.5 倍左右。最近，瑞典对健康男性青年所做的调查显示，故意不睡觉的参与者隔天明显吃得非常多。

睡眠不足会导致血液中包括皮质醇、某些促炎因子和游离脂肪酸在内的压力化合物水平升高，因此对人体造成伤害。这些物质也会促进胰岛素抵抗，从而引发肥胖症和 2 型糖尿病。

因此，根据上述各种各样的研究，事情应该是这样的：

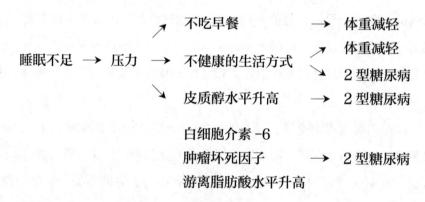

我们还揭开了不吃早餐与肥胖症、糖尿病之间的另一层关系，它们之间不是因果关系，反而都是睡眠不足的后果。

这里有个有趣的故事，温斯顿·丘吉尔是出了名的睡觉晚，他白天打盹这件事同样出名，他已经通过这种方式，提早践行了内分泌学的最近发现。一个巴黎研究小组要求 11 位年轻男性每天晚上只睡两个小时，参与者的去甲肾上腺素（提升血液葡萄糖水平的激素）和白细胞介素－6（促炎化学物质）水平双双上升。但是白天打盹，这些年轻人体内不健康的激素反应会发生逆转。虽然只是个例，但爱打盹的丘吉尔活到 90 岁或许不是巧合。

最后，达尔文主义者无论如何也要找到夜猫子的生存优势，才能弥补那些劣势：如果夜猫子不如早鸟健康，现在应该已经灭绝了，但是据说夜猫子比早鸟更聪明，或许这就是他们能存活至今的原因。

令人愉悦的发现

我们越来越清楚地认识到，不吃早餐和肥胖症之间有关系，但不是因果关系，现在科学家们也越来越注意，不把两者混为一谈，这是一件好事。例如，2010 年一份对欧洲 16 项研究所做的综述显示，不吃早餐和肥胖症之间有联系，然而由于"几乎所有数据……都是通过观察性研究得到的……因此不能假设二者之间是因果关系"。这预示着流行病学界已经慢慢清醒了。

很多与早餐相关的流行病学研究，只是确认了伦敦大学的迈克·马默特（Michael Marmot）很早以前提出的一个观点，即在西方，社会经济地位高的群体，平均寿命比社会经济地位低的群体长大约七年，究其原因，很可能是前者承受的压力低于后者。由于社会经济地位高的群体更倾向于遵从吃早餐、规律饮食之类的传统建议，而底层人往往无法像他们那样规律饮食，因此大多数流行病学研究，反映的只是频繁进食和长寿之间的联系。

PART **5** Breakfast

Wars

世界名校之间的早餐战争

全世界最著名的两所大学，哈佛和剑桥，还在宣扬早餐是健康的，但是康奈尔大学和阿拉巴马大学有勇士站出来和他们对质了。

10 对哈佛和剑桥的质疑

The Harvard and Cambridge challenges

美国哈佛

多年来，美国哈佛大学一直在开展健康专业人士随访研究（Health Professionals Follow-Up Study，简称 HPFS），研究对象是 51,529 位专业领域的中年白人男性，结果显示，不吃早餐的人占 17%，这是一个很具有代表性的百分比。

这项针对上层阶级中年男性的随访研究，提供了至少三项与早餐相关的重要发现，分别涉及体重增加、2 型糖尿病、冠心病：

· 2007 年，科学家们报告称，"与不吃早餐相比，吃早餐在一定程度上有助于预防中老年男性体重增加"

· 2012 年，科学家们报告称，"不吃早餐与 2 型糖尿病患病风险增加有关"

· 2013 年，科学家们报告称，"在这群健康专业的男性中，吃早餐与冠心病发病风险的显著降低有关"

然而我们可能会草率地将"有关"理解成"因果"关系。首先，毫无疑问，不吃早餐的人会遵循更具风险的生活方式：不吃早餐的人，每天的吸烟次数是吃早餐者的三倍，而且很少锻炼，更爱喝咖啡和酒，吃的食物也不那么健康。不吃早餐的人吃零食的可能性比吃早餐者高出 21%，会更胖一点，更可能深夜吃东西。在 2013 年的一份针对冠心病的研究中，研究人员还发现，吃早餐的人更可能是已婚人士（婚姻对男性健康有益），不吃早餐的人做定期健康检查的可能性明显降低。

在这三项早餐研究中，HPFS 项目的科学家们试图对这些混杂因素进行统计校正，但是我怀疑他们失败了，不是因为他们没有努力尝试，而是因为未知因素太多。例如，他们没对社会支持进行修正（跟没有朋友的人相比，有良好友情关系网的人往往寿命更长，这些人往往也会吃早餐，但这并不表明吃早餐能维系友情，也不能说吃早餐是健康的，只表明遵循包括维系友情在内的传统人类行为模式，能带来更多健康方面的收益，即便其中某些传统——吃早餐——是不健康的）。虽然哈佛的科学家们说吃早餐是安全的，但是在排除全部隐患之前，我们实在无法接受这样的说法。

此外，哈佛的 HPFS 研究人员最终确认，饱腹感假说不成立，他们在 2013 年发表的论文中称，吃早餐的人比不吃早餐的人一整天多摄入 123 卡路里。如此日积月累，吃早餐的人比不吃早餐的人每个月能多长约 0.5 千克脂肪，因此他们自己的数据就在暗示吃早餐是不健康的。

但是哈佛的研究人员还坚持说，吃早餐有益于健康，二者是因果关系。虽然他们在 2013 年有过正确的表达，写下过"饮食习惯可能是生活方式稳定或一般追求健康行为的一个标志"，但是他们似乎也不是真的相信二者之间有什么关系。例如，2007 年，他们曾在认识到吃早餐的人会摄入更多卡路里之前写过："超重和肥胖的人在近几十年迅速增长……在近几十年间，不坚持每天吃早餐的人日益增多……吃早餐能减少一整天的总进食量，从而减少全天的卡路里摄入量。"这显然是对线性早餐模型的陈述：

吃早餐 → 有饱腹感 → 摄入少量食物 → 体重减轻

反之：

不吃早餐 → 没有饱腹感 → 摄入更多食物 → 体重增加

虽然 HPFS 的科学家们自此不得不放弃特定的因果模型，但是他们似乎转而相信压力才是原因。利亚·卡希尔博士（Leah Cahill）是 2013 年 HPFS 冠心病研究的主要发起人，她向得克萨斯农工大学的校园记者和《福布斯》（Forbes）杂志的记者透露了自己的想法，他们在文章中写道："卡希尔说，节食会让身体处在紧张状态，因此通过早晨醒来不吃早餐来延长节食时间，压力也会随之增大。"

卡希尔博士接受 BBC 的采访时，再次表达了相同的看法，她说，不吃早餐，也就是没有停止节食，会给身体带来额外的压力。但是我无法从哈佛的研究中找到不吃早餐会形成压力的证据。

HPFS 连续的研究没能得出关于早餐的最终结论，其实从进食频率的矛盾上也能看出一点线索：他们的各项研究无法在"每日最佳进餐次数"上达成一致。

· 2007 年（体重增加研究），HPFS 的科学家们报告称，"进食次数增加……与体重增加 5 千克风险升高存在相关性"
· 2009 年（2 型糖尿病研究），他们报告称，"与一日三餐的人相比，一天吃 1 至 2 餐的人患 2 型糖尿病的风险更高"（即进食次数减少与 2 型糖尿病患病风险升高存在相关性）
· 2013 年（冠心病研究），他们报告称，"未观察到进食频率……与冠心病患病风险存在相关性"

BREAKFAST IS A
DANGEROUS MEAL

我,
不吃早餐!

不吃早餐本身就是进食频率的一个变量，所以这些相互矛盾的发现，并不意味着不吃早餐会导致体重增加、糖尿病和冠心病，而是有其他原因和不吃早餐同时导致人们患相关疾病。

英国剑桥

剑桥大学位于剑桥郡剑桥市，剑桥的科学家们也是早餐的拥护者。剑桥的流行病学家想了解早餐是如何导致体重增加的，于是他们开展了一项横断面研究，或者说"快照式调查"。他们招募了 6,800 名中年男女，其中有些人吃轻早餐，有些人早上会吃大餐，没有刻意安排，本就是各自的饮食习惯。

研究团队向参与者提问：早餐通常吃什么？一整天通常还会吃什么？然后给参与者称重，发现他们早餐吃得越多，摄入的总卡路里数越大，体重却越轻，即：

吃早餐 → 摄入更多卡路里 → 体重越轻

因此，剑桥的研究小组显然再一次坐实了那个著名（恶名）的早餐悖论：他们证实了饱腹感一说站不住脚（事实是，参与者早餐吃得越多，则总进食量越多）。但是由于吃早餐的人比不吃早餐的人瘦，显然那个悖论又出现了。只有当错误的模型与现实发生冲突时，悖论才会出现，那么研究人员采纳的是哪种模型呢？以下是出现在他们论文引言部分的一段话："研究表明，规律地吃早餐与减重成果相关，这意味着早餐摄入少量卡路里或不吃早餐，可能会助长肥胖。"

因此，研究人员采纳的是那套因果模型：

吃早餐 → 进食总量增加 → 体重减轻

或者：

不吃早餐 → 进食总量减少 → 体重增加

这根本说不通。但是如果我们换一套模型：

没有节食史，因此新陈代谢旺盛

↓

因此吃早餐不会成为负担

↓

体重依然会减轻

或者：

有节食史，因此新陈代谢缓慢

↓

因此吃早餐会成为负担

↓

体重依然会增加

如此我们便得到一个不矛盾的模型。如果我们能重写这篇论文的引言，这句话的前半部分是对事实的描述，因此可以保留，但是结论要改为："研究表明，规律地吃早餐与减重成果相关，这意味着瘦人吃早餐，以及摄入更多卡路里，不会成为负担。"

接下来，剑桥的研究人员又开展了一项队列研究，让他们的观察结论更具说服力，这项队列研究与希尔和多尔对吸烟者的研究类似。他们对参与者进行了为期三年半的跟踪调查，发现：

- 随着年龄的增长，所有参与者体重都有所增加
- 早餐吃得最少的参与者体重增加大约 1.25 千克
- 早餐吃得最多的参与者体重只增加了大约 0.8 千克
- 显然，早餐吃得最多的参与者比早餐吃得最少的参与者平均多摄入了 82 卡路里

显而易见，研究人员再次向大家展示了那个著名（恶名）的悖论。但是，接下来他们干了一件奇怪的事。他们对调查结果进行解读，得出的结论是：每日摄入的能量会重新分配，因此早餐摄入较大比例，一天中的其他时间摄入占比相对较小，有助于缓解中年人体重增加的程度。

但是，根据其自身的逻辑及数据资料得出的这个结论并不全面：研究人员表示，那些早餐吃得多的参与者，本身就吃得多。因此，用这些研究人员自己的逻辑及他们的数据资料得出的结论应该是："要保持苗条，早餐要多吃，还要保证食物摄入总量有增无减。"这完全说不通，这也就是我为什么认为，剑桥的科学家们没有做到根据自己获取的数据信息得出符合逻辑的结论。

剑桥和法什奇（Farshchi）博士

剑桥的科学家知道他们的发现是矛盾的，因此为了厘清其中的矛盾之处，他们向诺丁汉大学的法什奇博士寻求帮助。

法什奇博士也是一位研究者，他通过监测 10 位女性的胰岛素反应，发现她们不吃早餐的时候，血液中的胰岛素水平会上升（相对应的，吃早餐的人胰岛素水平下降）。由于胰岛素会使人发胖，剑桥的科学家们认为，以下模型可以解释悖论：

不吃早餐 → 分泌较多胰岛素 → 发胖

或者：

吃早餐 → 分泌较少胰岛素 → 保持苗条

等一下！吃早餐会分泌较少的胰岛素？不吃早餐会分泌较多的胰岛素？胰岛素就是要在我们吃东西的时候升上去才对（我会在后面详述），那么一个人吃得越多，胰岛素却分泌得越少是怎么回事？

原来，当法什奇博士的参与者吃早餐的时候，她们总的食物摄入量较少；反之，她们不吃早餐的时候，总的食物摄入量更多。她们的进食模式与常规不符。法什奇博士指出了这点，对于这些发现，他记录的是"与之前的研究不一致"（当然，之前的研究表明，吃早餐的人会摄入更多的卡路里，就像剑桥小组的参与者一样）。

因此，法什奇博士无法解决困扰剑桥研究人员的悖论。因为剑桥的参与者中，吃早餐的人摄入食物总量更多，法什奇博士的参与者中，吃早餐的人摄入食物总量更少。

我不希望剑桥的科学家们做出不公平的评论，我秉持公正的态度，广泛阅读了他们的论文，我们可以毫无保留地相信他们的数据资料，他们是诚实可信的。但是我们想知道早餐对我们到底是有利还是有害，如果我们采信了他们的悖论，就得出这样的结论（我用他们的逻辑做出的总结）：

要保持苗条，就多吃早餐，保证总的食物摄入量有增无减

如果我们不接受这个悖论，只看数据，应该是：

要保持苗条，就不要吃早餐，这样能减少你的食物摄入总量

选项非此即彼，后果却是生存或早逝。

虽然我完全尊重剑桥科学家们的数据资料，但是对他们遗漏一段事实表示遗憾：他们似乎在分析材料中，排除了这三年半跟踪调查期间生病或死亡的参与者。因为在流行病学中，这是个原则性问题，在一项调查中，最重要的潜在终结点，不是一个替代性的测量结果（比如肥胖），而是终结点本身，也就是死亡。研究小组或许还保留着这些数据资料，若是能公开就再好不过了。这些数据资料能揭示早餐对健康有害还是有益吗？

专 栏

为什么法什奇博士的参与者不符合常规

为什么法什奇博士的项目中，吃早餐的人食物摄入总量比不吃早餐的人少？或者，换个说法，为什么不吃早餐的人食物摄入总量比吃早餐的人多？

法什奇博士的研究对象只有 10 位女性，只能说这些人不能代表更广泛的人群。不同的人面对相同的食物，会产生不同的反应。就以血糖为例，2015 年，两位以色列科学家发表了一份综合研究报告，研究对象不低于 800 人，他们发现，"不同的人吃完全相同的食物，餐后血糖反应呈现出很大的差异性"。

我们来看看面包。早餐吃了面包之后，参与者之间的血糖值相差九倍，有些人只呈现出小小的起伏，有些人则陡然飙升至一个非常高的值。令人惊讶的是，有些人吃面包后的血糖上升幅度比吃等量的糖还高；有些人只要吃香蕉，血糖就会升高到令人担忧的水平，吃饼干却完全没事，也有人情况正好相反；甚至对有些人来说，西红柿都是危险的食物。

倒也不必对这些差异感到惊讶。在 1990 年开始的一个经典实验中，加拿大魁北克的研究团队将 12 对男性双胞胎分开，连续四个月像对待鹅肝酱生产线上的鹅那样，让 24 位实验对象每天过度摄入 1,000 卡路里，平均每人增重 8.1 千克，但是个体数字差异极大，最少的增重 4.3 千克，最多的增重 13.3 千克。有趣的是，双胞胎增加的体重几乎一致。也就是说，不同的人新陈代谢确实不同，这种差异在很大程度上是由基因决定的。

简而言之，遗传让不同的人对食物产生不同的反应，因此做营养学研究只选 10 个研究对象，必然会因为个体差异导致研究失败。后来，法什奇博士的同事们做了一项早餐实验，这次的实验对象是 12 位男性，结果发现"吃早餐与不吃早餐的实验对象，早餐和午餐摄取的总热量并无差异"。也就是说，当诺丁汉大学的科学家们在 12 位男性身上重复他们的实验时，得到的结果，与之前选择 10 位女性所做实验得到的结果不一致，两组结果都和之前的研究不符。为了得到有关早餐的确切结果，或许没必要像西格尔（Segal）和伊利纳夫（Elinav）那样开展一项针对 800 人的研究，但是我们一定要知道，从 10 或 12 个研究对象身上获取的发现，是初步的，有可能是带有误导性的，绝非不可更改的最终论断。

法什奇博士承认他的实验不合规范，从这一点来看，他是正直且诚实的，但令人沮丧的是，他的论文被引用了两百多次（哈佛的科学家们也曾引用过），虽然我没有一一核查引用了他论文的每一篇文章，但是我核查过的每一篇文章，都在引用他的论文来证实早餐假说，尽管事实上这项研究数据推翻了早餐假说。这着实令人失望。

11 英勇的早餐抗议者
The heroic breakfast guerrillas

蔑视主流概念是需要勇气的，因此我要在这里，将一小群勇敢反抗者付出的努力，介绍给大家。

大卫·艾利森（David Allison）的开创性研究

2013 年，阿拉巴马大学伯明翰分校的大卫·艾利森和他的同事们，对 92 项关于不吃早餐的研究报告进行核查。他们给评论文章取了一个吸引眼球的标题:《超越证据的信仰：借早餐对肥胖的假设影响，展示扭曲科学实证的两种手法》(Belief beyond the evidence: Using the proposed effect of breakfast on obesity to show 2 practices that distort scientific evidence)。他们的核查没有白做，文章揭示了早餐研究者经常歪曲自己和其他人的研究结果。例如，艾利森提到，他核查的论文中，有超过 62% 的以误导的方式引用特定的研究。艾利森总结道:"所做的调查证据不足，以及研究报告充满偏见，致使科学记录遭到曲解。"

哈佛大学公共卫生学院的研究人员对该结论提出了质疑，他们指出，艾利森没能证明不吃早餐导致肥胖这一说法是错误的。对此，艾利森反驳说，他并不打算证明什么，只是告诉大家，自始至终根本就没有人成功验证过二者存在因果关系。

2014 年，艾利森在一项随机对照实验中，将肥胖或超重的成年参与者，分成三个减肥小组：

· **每天吃早餐**
· **不吃早餐**
· **想吃就吃，不想吃就不吃**

16 周之后，三组人在体重方面没有明显差别。

艾利森的实验方案，复制了 1992 年美国田纳西州纳什维尔的一项研究，即让中度肥胖的女性遵循完全相同的减肥食谱，只在是否提供早餐方面有所不同（不吃早餐的人，午餐、晚餐会多吃一点，弥补早餐的卡路里缺口），两组参与者的减肥速度没有差别。

打破早餐迷思的先驱——大卫·李维斯基（David Levitsky）

敢于摒弃主流的不只是南方人（美国南部）。2014 年 8 月 1 日，康奈尔大学纽约校区的大卫·李维斯基在为《美国临床营养学期刊》（*American Journal of Clinical Nutrition*）撰写的一篇评论文章中，声称要对早餐宣战。正是李维斯基联手卡丽·帕卡诺夫斯基（Carly Pacanowski），证明了（前面提到的）早餐无法提供额外的饱腹感；相反，吃早餐会增加食物摄入量。因此，李维斯基一直是打破早餐神话的先驱。他在评论文章中写道：

> 营养学家和普通民众长久以来坚信：早餐是一天中最重要的一餐。本期杂志刊登的三篇文章，对此提出了质疑。当然，如果你是卖谷物早餐的商家，这话倒也不假。抛开商业利益不谈，如今吃早餐已经成为很多生活理念的组成部分，比如大多数减肥计

划，用以提高认知能力和学校成绩的学校早餐计划。这些文章的发表，给我们提供了检视这些理念正确与否的理由。

这段话通俗易懂，无须多做解释。评论文章的最后一段话也是如此：

营养学方面的错误不胜枚举。包括鼓励吃早餐在内的很多观念，背后都是商业利益在驱动。当下面临的主要营养学问题是肥胖症的日益盛行，作为营养学家，我们必须考虑，如果继续传播吃早餐有益之类的错误观点，可能造成什么样的伤害。

令人愉悦的发展

不只艾利森和李维斯基对哈佛的流行病学论证过程提出了质疑。以下是近期《泰晤士报》发表的四篇文章的标题：

- 每天喝酸奶能降低患糖尿病的风险
- 每天喝麦片粥是长寿的秘诀
- 每天吃几粒花生能大幅降低早逝风险
- 有史以来最大规模的研究证明，浆果类和葡萄类水果有助于减轻体重

这四项研究全部来自哈佛或哈佛的合作方，虽然每篇文章都一本正经地附加了警告，说这些发现只是推测，但是文章的语调无一不在证明《泰晤士报》这些啦啦队式的标题是正确的。

但是《泰晤士报》也整理了一些有力的回应：

- 2014 年 11 月 14 日，英国糖尿病协会理事阿拉斯泰尔·兰金（Alastair Rankin）：可能那些喝酸奶的人，更有可能遵循某种健康的生活方式
- 2015 年 1 月 6 日，英国心脏基金会高级营养师维多利亚·泰勒（Victoria Taylor）：一个人全谷物摄入量较高，他全方位的生活方式和饮食习惯往往也更健康
- 2015 年 6 月 11 日，伦敦圣乔治医院营养师凯瑟琳·柯林斯（Catherine Collins）：我们知道，在这项研究中，吃花生的人更清瘦，他们的水果和蔬菜摄入量也会相对较高……很少有人得高血压或糖尿病……这些因素加在一起，对死亡率的影响比每天吃几粒花生大得多
- 2016 年 1 月 26 日，格拉斯哥大学教授萨塔尔（Sattar）：这类研究不能证明因果关系……吃更多高黄酮类食物的人，身上有其他会抑制发胖的习惯

我们似乎正在见证饮食界与流行病学界的一种健康趋势，那些倾向于相信线性关系或因果关系（包括早餐）的研究者，受到的质疑与日俱增，这些质疑则来自那些认可相关性的研究者。现在有些人担心，哈佛大学疏于观察研究，对发布事实不够重视，反而对他们发布的公众健康信息过度关注。

如今，这种怀疑已经开始蔓延，渗透到了早餐领域。美国政府发布的《2010—2015 年美国居民膳食指南》中声称"不吃早餐与超重有关"，强烈反对不吃早餐。但是 2015 年 8 月 10 日《华盛顿邮报》（*The Washington Post*）发表了一篇题为《不吃早餐的科学：政府部门的营养学家是怎样搞错的》（The science of skipping breakfast：How government nutritionists may have gotten it wrong）的文章，彼得·沃瑞斯基（Peter Whoriskey）在其

中指出，政府的劝诫并非基于科学，而是基于推断。沃瑞斯基措辞严厉，"细细研究这件事是怎么发生的，政府的营养学家采信了早餐警告，提供给'膳食指南'，这个过程向人们展示了模糊的科学猜测——可能对也可能错——是如何上升为在全美范围内推广的硬性联邦营养规则的。"

正如沃瑞斯基指出的那样，推荐早餐的流行病学研究只是观察性研究，他引用美国国家统计科学研究院（National Institute of Statistical Sciences）前生物信息学主任 S. 斯坦利·杨（S. Stanley Young）的说法："哇，这真的是科学吗？所有的观察性研究都应该受到质疑。"

6 Misleading
Experiments

误导性实验

希望我已经说服你，
大多数与早餐相关的流行病学理论
都不够严谨，
在第 6 部分，我会让大家知道，
生物化学方面也是一样。

12 血糖与早餐：
吃早餐多数都不健康

Blood glucose and breakfast: the unhealthy majority

我在第 1 章提到，我和克里斯蒂安森教授都发现，2 型糖尿病患者吃早餐后，血糖水平会大幅上升，由于这种程度的血糖飙升是危险的，因此对于这类病人来说，吃早餐可能会造成非常危险的后果。"同时发现"是科学界的一个特点，马特·里德利（Matt Ridley）在 2015 年出版了一部极富见地的著作《万物进化史》（*The Evolution of Everything*），他在书中指出，在科学和技术领域，"同时发现"是很常见的，错误的认知反而不会如此。里德利认为，科学家和技术专家们对优先、奖项和专利不仅过分痴迷，还常常因此有失公正。著名的例子是，阿尔弗雷德·拉塞尔·华莱士（Alfred Russel Wallace）通过自然选择理论对进化提出相同的见解之后，查尔斯·达尔文（Charles Darwin）不得不在 1859 年将他的《物种起源》（*The Origin of Species*）匆匆印刷出版。同样，早餐对 2 型糖尿病患者的影响，也是由至少四个其他研究团队独立发现的。

我不想强迫读者们去研读所有论文，因此做了简单梳理，放在下面。

2 型糖尿病患者早餐后的血糖变化

· 2009 年，英国珀纳斯糖尿病研究组的彼得（Raj Peter）博士和他的同事们，针对 49 位 2 型糖尿病患者开展了一项调查研究。虽然他们给研究对象提供的早餐、午餐和晚餐都是相同的食物，但是早餐后的循环血糖水平比午餐和晚餐后高 35%。彼得博士因此确认，对于 2 型糖尿病患者来说，午餐和晚餐是一天中最重要的，早餐是有危险的

· 蒙彼利埃和斯旺西合作开展了一个调查研究项目，研究对象是 248 位 2 型糖尿病患者。研究人员给参与者提供的早餐，热量只有午餐或晚餐的一半，但还是"在早餐后……观测到了血糖值的最高峰"。这里说的并不是小幅变化：虽然早餐的热量只有午餐或晚餐的一半，可还是让血糖升到了高于基准值 40% 的水平

· 2013 年，瑞典林雪平市医疗部门的汉斯·古德布兰德（Hans Guldbrand）博士和他的同事们发现，如果 2 型糖尿病患者不吃早餐，午餐吃得丰盛些，他们午餐后的血糖水平也不会高于正常吃午餐，因此可以确认，对于 2 型糖尿病患者来说，午餐的安全性高于早餐

· 最后一组，1996 年，费城天普大学医学院的冈瑟·博登（Guenther Boden）博士和他的同事们，对 6 位 2 型糖尿病患者进行调查研究，发现他们的肝脏会在早上释放葡萄糖到血液中。

博登博士的研究结果"可以与大量证据相互印证，表明非胰岛素依赖型糖尿病患者的血糖水平会在清晨的时候上升"

因此，很明显，在血糖水平处于高值的时候吃早餐，会进一步使血糖水平升高，这对患者来说当然是危险的。

另外，还有两种病症与 2 型糖尿病紧密相关，即前驱糖尿病和肥胖症。这些患者早餐后的血糖水平可以证实，对他们来说，早餐同样是危险的一餐（下文详述）。

专栏

前驱糖尿病和肥胖症患者早餐后的血糖变化

· 2006 年，巴西圣保罗大学的玛丽亚·多斯桑托斯（Maria dos Santos）和他的同事们，对 15 位前驱糖尿病患者进行研究，发现即便他们早餐摄入量只有午餐或晚餐的一半，早餐后的血糖水平还是比午餐或晚餐后高

· 1988 年，美国芝加哥大学的肯尼斯·波隆斯基（Kenneth Polonsky）博士针对 15 位肥胖者展开研究，发现即便参与者早餐摄入的卡路里只有午餐的一半，他们的血糖水平还是会升高近两倍，这清楚地表明，对他们来说，早餐是危险的一餐

虽然貌似已经可以确认，早餐对 2 型糖尿病患者及其相关疾病患者是危险的，但是 2015 年的两项研究却呈现出相反的结果。两项研究结果是由以色列特拉维夫大学的达尼埃拉·雅克布维茨（Daniela Jakubowicz）和耶路撒冷希伯来大学的奥伦·弗洛伊（Oren Froy）联合发表的。《泰晤士报》于 2015 年 2 月 25 日在题为《糖尿病患者最好吃高能量早餐》（Diabetics better off with high-energy breakfast）的文章中，对他们第一篇论文传达的信息进行了报道。

这是一个令人震惊的消息，但奇怪的是，研究结果没有表明早餐是安全的。实际上，他们的研究发现与克里斯蒂安森教授的发现没什么差别。雅克布维茨和弗洛伊对 18 位中年 2 型糖尿病患者展开调查研究，结果发现，和克里斯蒂安森教授的患者一样，18 位研究对象早上醒来时血糖水平很高，大约为 7mmol/l，早餐摄入 800 卡路里之后，他们的血糖水平甚至比克里斯蒂安森教授的患者还高。因此，雅克布维茨和弗洛伊实际上证实了对 2 型糖尿病患者来说早餐是危险的。那为什么他们的论文却支持早餐是安全的呢？

我们先来看看他们在 2015 年发表的其他论文，特拉维夫大学在学校网站上对他们文章中传递的信息进行了精准的总结："糖尿病患者不吃早餐会引发危险的血糖飙升。"网站上继续写道：

这项临床试验的参与者是 22 位 2 型糖尿病患者，他们的平均年龄是 56 岁，体质指数平均值为 28.2 kg/m²，也就是超重。在两天内，参与者的饮食受到严格控制，每天摄入的卡路里相同，午餐和晚餐吃的是相同的营养均衡的食物——牛奶、金枪鱼、面包和一根巧克力棒。唯一的差别是，参与者第一天吃早餐，第二天要节食到中午直接吃午餐。雅克布维茨教授说："我们推断不吃早餐不利于健康，但是看到仅仅因为参与者没吃早餐，葡萄糖代谢的恶化程度就如此之高，仍然令我们感到惊讶。"研究者发现，在不吃早餐的日子，参与者午餐后迎来一个惊人的血糖高峰，达到 268 mg/dl（14.8 mmol/l），晚餐后会达到 298 mg/dl（16.5 mmol/l）。与之对应的，在吃早餐的日子，午餐和晚餐后的血糖峰值分别是 192 mg/dl（10.6 mmol/l）和 215 mg/dl（11.9 mmol/l）。

　　如此看来，不吃早餐的后果很严重，但是这位教授任教的大学在网站上发表的内容，存在三处错误。首先，数字有误。实际上，参与者吃早餐的日子，他们晚餐后的血糖峰值是 236 mg/dl，而非 215 mg/dl，因此，相比于不吃早餐，晚餐后测得的血糖差异没有那么大（分别是 298 mg/dl 和 236 mg/dl）。还有一个不重要但同样奇怪的错误：网站把不吃早餐的人晚餐后测得的血糖值写错了，其实是 294 mg/dl，不是 298 mg/dl。

　　其次，网站上说实验过程"为期两天"，实际上进行了六天。这一点之所以重要，是因为可以从雅克布维茨原话中找到第三个错误："看到仅仅因为参与者没吃早餐，葡萄糖代谢的恶化程度就如此之高，仍然令我们感到惊讶。"实际上，不吃早餐不是唯一的变因。事实是，参与者不吃早餐的那天，正处于减重计划的第三天，而他们吃早餐的那天却不是这种情况。和克里斯蒂安森教授不同，雅克布维茨和弗洛伊没有让参与者补足没吃的早餐，也就是说，没有增加午餐和晚餐的食物分量，因此让参与者不吃早餐，实际上是在让他们实行减重饮食，将他们的卡路里日摄入量从2,100 减到 1,400，而且只测量第三天的数值进行差异比较。

由于不吃早餐的参与者正在减重过程中，他们血液中被称为游离脂肪酸的化学物质水平，是吃早餐者的两倍。正如我们即将看到的，让晚餐变危险的，正是这些化学物质。

现在我们再回过头来看《泰晤士报》那篇题为《糖尿病患者最好吃高能量早餐》的研究报道。雅克布维茨和弗洛伊在研究中，将参与者每日摄入的卡路里量限定在1,400，而参考范围是男性每日消耗约2,600 卡路里，女性每日消耗约2,100 卡路里。由于参与者中一半是男性，另一半是女性，相当于再一次让参与者履行一项减肥计划，其循环游离脂肪酸水平会再一次升高，会再一次让晚餐变得危险，因此更准确的标题应该是《实行减重饮食的糖尿病患者最好吃低热量晚餐》。

因此，结论是所有血糖研究都证实了，对于 2 型糖尿病和相关病症患者来说，早餐是危险的。但是雅克布维茨和弗洛伊进一步证明了，在短期节食减重的情况下，晚餐也会变得危险，甚至比早餐还危险。无论如何也不能说早餐是安全的，而且无论是否节食减重，早餐从来都不是安全的一餐。

我们掌握了节食的生物化学知识之后，接下来可以对那些饮食困惑进行一番梳理了。雅克布维茨和弗洛伊，要求 93 位有代谢综合征的肥胖或超重女性，实行为期 12 周的每日三餐减重饮食（每天摄入 1,400 卡路里），当早餐提供的食物比晚餐多时，参与者减掉的体重更多（8.7 千克 vs 3.6 千克），血脂浓度和胰岛素抵抗水平也会改善，但这是因为她们的饮食计划，准确来说是减重时增加的游离脂肪酸暂时让晚餐变成了危险的一餐。

同样的，当罗马的莫罗·伦巴多（Mauro Lombardo）博士和他的同事们要求 36 位超重中年女性实行每日三餐外加两次小食的减重饮食（每天少摄入 600 卡路里），结果发现《在为期三个月的生活方式干预中，早上吃饭更能有效减掉脂肪》（Morning meal more efficient for fat loss in 3-month lifestyle intervention），这里之所以用了书名号，是因为这也是他们论文的标题。之所以出现这种结果，是因为伦巴多同样临时把晚餐变成了危险的一餐。在日常的非减重生活中，不吃早餐对这些人更有好处。

本章小结

　　这一章给我们上了两堂课。首先，一篇科学论文最重要的部分是"方法论"。如果你不认真核验论文的方法论，就会忽略事实，参与者可能不仅仅是参与者，他们可能正处于一种摄入较少卡路里的状态。其次，不要进行推断。当医生盲目推断，把照顾加护病房婴儿的经验应用到健康婴儿身上，把处置缺氧婴儿的方法应用到所有婴儿身上时，就造成了死亡和伤害。同样的道理，我们不能推断对正实行减重计划人群所做的研究，也适用于一般人，尤其是，体重温和增长才是普罗大众的正常生活状态。

13 血糖与早餐：健康的少数群体
Blood glucose and breakfast: the healthy minority

看来对 2 型糖尿病患者，以及患有前驱糖尿病和肥胖症的人来说，吃早餐后血糖会飙升至危险水平。那对健康的人来说，是什么情况呢？

在回到这个问题之前，我们先复习一下三个著名的生物学知识点：

- 血糖水平高是危险的
- 胰岛素是一种降低血糖水平的激素
- 出现某些情况时，我们的身体会抵抗胰岛素发挥降低血糖的作用。正如我们看到的，人类在早上出现胰岛素抵抗，是自然现象

接下来，我把针对健康人群的早餐血糖研究罗列出来。

早餐会给健康人群带来危险的生物化学证据

· 1969 年，比利时鲁汶大学的马勒布（Malherbe）博士和他的同事们指出，7 位参与者早餐后的血液胰岛素水平比午餐和晚餐后高，即便如此，血糖水平却相差无几，也就是说，早餐后身体需要更多的胰岛素才能让血糖维持在与午餐和晚餐后相同的水平。换句话说，早上出现了胰岛素抵抗，也就意味着早餐是危险的一餐

· 1988 年，美国芝加哥大学的肯尼斯·波隆斯基博士和他的同事们，对 14 位健康参与者的血糖和胰岛素反应，进行了 24 小时监测。参与者每天吃三顿饭，早餐摄入的卡路里占比 20%，午餐和晚餐分别占 40%。在这种情况下，他们三餐的血糖和胰岛素反应相近，也就是说，早餐对血糖和胰岛素的刺激效果是午餐和晚餐的两倍。因此对于健康的人来说，早餐也是有危险的：健康的人早上的胰岛素抵抗性比较高

· 2007 年，德国乌尔姆大学糖尿病研究所的圭多·弗莱克曼（Guido Freckmann）博士和科迪莉亚·豪格（Cordelia Haug）博士，挑选了 21 位体态健康的年轻人，对他们的循环血糖水平进行研究，发现尽管早餐的热量低于其他两餐，血糖峰值仍在吃过早餐后，也就是说，这些参与者"早上胰岛素抵抗最严重"

· 2009 年，上海市糖尿病研究所的周健博士和他的同事们开展了一项同类型的研究，结果显示，虽然参与者早餐摄入的卡路里只是

午餐或晚餐的一半，但三餐后的血糖峰值却相差无几，也就是说，早餐是危险的一餐

· 2009 年，英国纽卡斯尔的泰勒（Taylor）教授，针对一般参与者，分别用两种方法打破他们的隔夜禁食：一组吃早餐，一组等到中午才进食。结果显示，两组参与者的血糖和胰岛素峰值都差不多，但是由于早餐少摄入了 200 卡路里，因此显然早餐时间的胰岛素抵抗更强，也就是说，早餐是危险的一餐

· 还是 2009 年，牛津大学糖尿病研究中心的卡普（Karpe）博士和他的同事们，挑选了 8 位身形苗条的参与者，要求他们早餐和午餐摄入等量碳水化合物，对参与者 24 小时的血糖变化进行研究，结果发现，他们的血糖反应没什么差别。但是早餐后分泌的胰岛素比午餐后多 50%，这就表明早餐时间比午餐时间的胰岛素抵抗更强

这些研究提供的生物化学证据很清晰：即便对于健康人群来说，早餐也是危险的。但是，这种似乎已经被证实的说法，也受到了质疑。以下是得出相反观点的研究。

健康人群吃早餐安全的生物化学证据

· 虽然肯尼斯·波隆斯基博士曾在 1988 年发现，早上的胰岛素抵
  抗最强烈，但是他在 1992 年报告称，如果要求普通参与者不吃
  午餐，或者在半夜的时候加一顿餐，他们晚间的血糖和胰岛素水
  平会高于早上。也就是说，经由他的干预，参与者会在晚间出现
  胰岛素抵抗，换句话说，晚餐成了危险的一餐，相较之下早餐反
  而更安全了

· 1999 年，英国萨里大学的琳达·摩根（Linda Morgan）博士，
  对 10 位健康男性进行研究。据她所说，她和波隆斯基博士一样，
  要求参与者不吃午餐，也发现他们对胰岛素的敏感性在白天下降，
  导致晚餐变得比早餐更危险

· 2012 年，罗切斯特梅奥医学院的阿南达·巴苏（Ananda
  Basu）博士和同事们，对 20 位参与者的血糖和胰岛素反应进行
  研究，发现早餐是最健康的一餐。健康的参与者对胰岛素的敏感
  性会随着时间延长慢慢降低，因此他们的血糖水平会慢慢上升

到底发生了什么？前面这些研究，从实验设计的角度来看，似乎差别不大，却得出了不同的结论。我们可以从波隆斯基博士的两篇论文中找到线索：1988年他发现早餐是危险的，那时候他的研究仅限于观察参与者每天吃三顿饭的时候发生了什么。但是到了1992年，他又发现早餐相对安全，实验过程是：他让参与者不吃午餐，这样一来参与者就相当于这一天在实行减重计划。由于减重过程中血液中的游离脂肪酸水平会升高，波隆斯基博士就这样把参与者的晚餐变成了危险的一餐。

摩根博士证实了这一点。她同样要求参与者不吃午餐，因此她的参与者也处于减重状态。她又做了更进一步同时极具价值的工作，对游离脂肪酸水平的变化进行记录，证实了不吃午餐时，游离脂肪酸水平会显著上升，因此也证实了她如何将参与者的晚餐变成了危险的一餐。

在另一项实验中，波隆斯基博士让他的实验对象在午夜时加一顿餐。我们知道当一个人的睡眠被打断时会发生什么：会发生与压力相关的生物化学变化（其中就包括游离脂肪酸水平升高），进而转化成血糖水平升高。

至于巴苏博士的参与者，他们午餐后的平均血糖值是 11.1 mmol/l（与晚餐和早餐后的血糖值差不多，晚餐和早餐后分别是 10.8 mmol/l 和 10.3 mmol/l）。一个人的随机血糖值达到 11.0 mmol/l，就可以判定为糖尿病患者了（后面详述），相当于在研究过程中，巴苏博士的参与者都成了糖尿病患者。他的研究持续了 3 天 4 夜，在此期间参与者被关在医院里，通过静脉注射化学药品，同时要接受 6 小时的强制卧床休息，因此参与者很可能处于压力状态，而压力状态下胰岛素抵抗会升高。众所周知，做葡萄糖耐量试验时，"应该正常活动，不要像医院的病人那样躺着或一直卧床"。

巴苏博士意识到这个问题之后，让他的参与者每天出去走动走动，但是参与者的血糖值还是 11.0 mmol/l。看来，我们不得不认为他的办法没能解决问题。

因此，通过简单的观察研究已经可以确认，早餐对健康人群是危险的。只有那些会导致参与者游离脂肪酸水平升高，或让参与者处于压力状态的实验，才会暂时让晚餐变成更危险的一餐。但是早餐永远是危险的一餐，而且在减重过程中，晚餐也会变得危险。

本章小结

这一章强调了一个陈旧但有建设性的经验教训。我在这里重新解读了多位科学家的发现，我之所以能这样做，是因为他们诚实地说出了那些对自己不利的事实（血糖值 11.0 mmol/l、游离脂肪酸水平异常等）。对于科学来说，唯一的罪行就是不诚实，这里不存在罪行，只是一些原则或者是观念发生了转变。

14 科学家为什么宣称早餐是安全的

Why have the scientists claimed breakfast to be safe

无论是流行病学还是生物化学的研究结果，只要经过客观公正的解读，都表明早餐是危险的一餐。在此，我们应该关注的问题不是"为什么早餐很危险"，而是"科学家们似乎在误导我们，这是为什么"。流行病学家通过各种堪称故意的手段，把相关关系混淆成因果关系；生物化学家似乎更过分，面对吃早餐有危险这个显而易见的事实，想办法干扰参与者的新陈代谢，主要通过限制食物摄入来增加循环游离脂肪酸水平，让晚餐变成更危险的一餐。生物化学家成功为早餐脱罪，却没有指责减肥者的晚餐，这是为什么？

首先，我要声明，科学家们当然并非故意误导我们，但我认为他们误导了自己。他们被误导有以下六个原因：传承、常识、金钱、释放美德信号、（权威）认证和集体行动。

传承

医学界传承了两个支持早餐的咒语，正如托马斯·库恩（Thomas Kuhn）在《科学革命的结构》（*The Structure of Scientific Revolutions*）一书中指出的，科学家们不喜欢改变既有原则：守旧派不喜欢承认错误，维新派由于渴望在资金、出版、宣传方面得到他们的支持，也不愿意质疑守旧派，因此明明已经过时很久，却还在固守不足为信的原则。这种事在科学领域经常发生。马克斯·普朗克（Max Planck）在 1949 年出版的《科学自传和其他论文》（*Scientific Autobiography and Other Papers*）中，写下了一句名言："一个新的科学真理，不是因为说服了反对者才被接受的……而是因为反对者最后都死了。"或者用科学学者、斯坦福大学教授约翰·伊奥尼迪斯（John Ioannidis）的话说："在很多现代科学领域里，所谓的研究结果，往往只是对现存偏见进行了一番精准测量。"这句话出自他在 2005 年发表的一篇论文，论文标题是《为什么大多数公开发表的研究结果都是错误的》（Why most Published Reserch Findings are False）。

常识

"公共关系之父"爱德华·伯内斯（Edward Bernays）认为，推动美国人吃早餐是他的责任，他通过视频解释了自己这样认为的原因，即"体内的能量会在夜间流失，同时人体在白天需要能量"。这话貌似有理。但是，生物学家刘易斯·沃尔伯特（Lewis Wolpert）在他 1994 年出版的《科学的非自然性质》（*The Unnatural Nature of Science*）一书中，对"科学是如何经常违背常识的"做出了解释，看过之后你会发现，伯内斯的解释实际上毫无意义。

金钱

这一点无须多言。卖早餐的公司花费了大量金钱赞助相关研究，这些研究论文虽然不会直接造假，但是他们会巧妙地选择合意的数据资料。

释放美德信号

自从 1891 年，记者阿尔伯特·肖写出"让孩子们空着肚子去学校，指望他们往头脑里填满知识，无异于竹篮打水"这句话之后，早餐就与道德绑定。只有坏人才会阻碍社会正义，所有人都"知道"政府永远在削减预算，即便是学校的免费餐政府也会惦记，因此哪怕科学证据摆在面前，好人也会支持早餐，尤其是近一半的美国儿童（其中包括 90% 的黑人儿童），在某个时间段生活会陷入需要领取食品券的贫困状态。

（实际上，看看帕金森定律、公共选择理论，或者是懂点历史的，都知道政府几乎永远在寻求扩大政府预算，但稳妥是最重要的。）

权威认证

由于谷物早餐被广泛食用，而且这种东西被高度加工，营养学家很乐于把它们当作给大众补充营养元素的载具。给谷物早餐添加、强化各种维生素（例如硫胺素即维生素 B1、烟酸即维生素 B3、核黄素即维生素 B2 和叶酸即维生素 B9）、矿物质（例如铁、锌和钙），以及其他营养元素，已经成为传统（严格来讲，在这种场景中应用，"添加"和"强化"的意思完全不同）。

食品添加剂本身没错（在食盐中加碘有效降低了甲状腺肿大的发病率，在水中添加氟降低了蛀牙比例），但是希望通过添加特定化学物质，弥补谷物早餐这类非健康食品的先天不足，这个想法本身就难以立足。我们应该鼓励均衡饮食，而不是推崇那些获得营养学家"认证"的不健康食品，营养学家说服一家机构，在不健康的食品中添加特定的化学物质，就可以获得他们的"认证"。

集体行动

自从经济学家曼瑟尔·奥尔森（Mancur Olson）在 1965 年出版了《集体行动的逻辑》（*The Logic of Collective Action*）之后，我们就知道，左右公众意见的，不是公众利益，而是特定利益集团。早餐行业的批发和零售商通过改变公众舆论获得巨额利益，而普罗大众有太多需要关心的东西，不可能花时间和精力去调查他们的宣传是否真实。因此，在没有竞争对手的情况下，资金充足的早餐游说团体成了事实上的唯一利益相关方。

同时，政府的支持进一步强化了游说的影响力。理想状况下，政府资助的科学家应该监督产业界的研究者，让他们承担起责任。不幸的是，政府工作遵循的是产业科学需要政府支持的错误模式。政府机构的主要作用应该是挑战、质疑产业，但是太多机构却不这样认为，反而以支持者的身份自居。纽约大学营养学教授玛丽安·内斯特（Marion Nestle）曝光了美国联邦政府对产业界的投入，她受雇编撰 1998 年的《卫生总署营养与健康报告》（*The Surgeon General's Report on Nutrition and Health*），她说："我接手工作的第一天，就被告知了规则：无论研究结果如何，报告中不能建议通过'少吃肉'减少饱和脂肪的摄入，也不能建议限制其他任何类目的食物摄入。"时至今日，正如哈佛大学营养系经常提醒我们的那样，联邦政府有关食品和食品科学的言论没有几句是值得信任的，因为它不愿意损害生产商的利益。

但是反对早餐的声音一直是值得信赖的。从 1973 年由美国医学和糖尿病协会，以及内分泌学会联合发表的反低血糖声明，到本书中引用的各位独立研究者，一直有持怀疑态度的人对正统发出质疑。我在这里将他们的言论进行了收集整理。我必须这样做，因为只是一味声称早餐是危险的远远不够。如果不重新解读过去的错误结论，我所做的也不过是往舆论的旋涡中再混入一个声音。反之，如果我将重新解读过去的操作，以及重新组合成新原则的过程展示出来，新原则才会更加强大。

　　重新解读他人的实验，肯定不是用来交朋友的好方法，我担心支持早餐的科学家和他们的雇员会从我的书中寻找各种错漏，毫无疑问我肯定会犯错，但由于我们是科学家，我们是核验者，不是编纂神话传说的伪造者，想要这项事业发展进步，似乎也别无他法了。

7 How Breakfast
Kills Us

早餐如何致命

由于半个世纪以来，
当权者一直在误导大众，
以至于早餐成了残害我们的凶手。

15 饮食中的脂肪传说
The fat saga

1953 年，安塞尔·凯斯发表了一篇至关重要的论文，指出饮食中的脂肪会导致动脉粥样硬化，由此正式跨入现代饮食新纪元。

心脏病和中风席卷了战后的美国，在这两种致命疾病面前，似乎每个人都变得无比脆弱（富兰克林·罗斯福 1945 年死于中风，享年 63 岁），举国上下都在努力寻找解决方案。因此，1948 年，在杜鲁门总统的协助下，启动了著名的弗雷明翰心脏研究（发表了 1,200 篇论文，时至今日研究还在进行中）。弗雷明翰是一座位于马萨诸塞州的小城镇，这项研究主要针对这座小镇居民的生活方式进行分析，希望能帮我们找到心脏病发作和中风的原因。1953 年，凯斯抢先公布了他的发现，他认为，由于动脉粥样硬化斑块中包含大量胆固醇，因此罪魁祸首很可能是富含脂肪的食物。

可惜，人们轻易听信了凯斯（1904—2004）的言论。凯斯是明尼苏达大学的教授，他首次取得重大进展的时间是 1942 年，开发了 K- 口粮（据说 K 就是 Keys 的缩写，也可能只是谣传），每份口粮每日可以为现役士兵提供 3,200 卡路里的热量，仅重 792 克。接下来，他开展了著名的明尼苏达饥饿实验（前文提到过），以帮助了解该如何对待战争造成的数百万饥民。

他的脂肪论是有道理的，这让我们想起亨利·路易斯·孟肯（H.L. Mencken）曾经说过，每个复杂的问题都有一个简单、清晰但错误的解决方法。凯斯指出，两种重要的膳食脂肪分别是胆固醇和甘油三酯。他认为的模型如下：

膳食胆固醇 → 循环胆固醇 → 动脉粥样硬化

看起来合情合理，但他的另一套模型是：

膳食甘油三酯 → 循环胆固醇 → 动脉粥样硬化

这看起来就没那么理所当然了，似乎膳食中的甘油三酯以某种方式刺激身体合成更多胆固醇。

然而，到了 1955 年，凯斯和其他人意识到，膳食胆固醇不会给人造成危害：大部分胆固醇都是肝脏合成的，当我们吸收食物中的胆固醇时，肝脏就会降低合成胆固醇的效率。但是这种负反应并不适用于所有动物，尤其是兔子之类的食草动物，由于植物中胆固醇含量很低，兔子这类食草动物通常不会摄入大量胆固醇。因此，在实验室中给食草动物喂食高胆固醇食物时，血液中的胆固醇会升高：它们的肝脏不知道该怎样调节。但人类是杂食动物，我们的肝脏经验丰富，即便摄入大量胆固醇，血液中的胆固醇水平也不会升高。因此，对于我们人类来说：

膳食胆固醇 ≠ 循环胆固醇

即便如此，凯斯也没有收回膳食甘油三酯会刺激胆固醇合成的言论，而且官方立场始终未变。凯斯之所以认为这种关系成立，是因为他曾绘制过一份图表，对 6 个不同国家饮食中的膳食脂肪总量做了统计，从日本（饮食中脂肪含量占比 7%）到美国（饮食中脂肪含量占比 40%）饮食中脂肪含量占比依次上升，55—59 岁人群心脏病死亡率也相应上升，日本每 1,000 人有 0.5 人死于心脏病，美国每 1,000 人有将近 7 人死于心脏病。

关于这份图表，只有一个问题。1965 年罗纳德·里根（Ronald Reagan）总统出版了一本自传《我的其余部分在哪里？》（*Where's the Rest of Me?*），书名取自他在 1942 年的电影《金石盟》中说过的一句著名台词。那么，凯斯数据的其余部分在哪里呢？

凯斯的数据来自公开的国际数据库，但他只从中挑选了 6 个国家。他为什么这样做？他做出这种不道德（没有别的词比不道德更贴切了）的行为，是为了得到他想要的结果。1957 年，一位名叫约翰·尤德金的英国生理学家扩大了研究范围，将其余可获得的 20 个国家的数据纳入对比，结果发现：

> 从各国统计数据来看，摄入脂肪与冠心病死亡率之间只存在微弱的关联，绝对不是密切相关……在许多国家，糖的摄入与冠心病死亡率之间的关联反而更紧密。在英国，通报的冠心病死亡数量，与收音机、电视机数量增加之间的关联最密切。

最后提到的一点，看起来像是故意捣乱，实际上已经通过观察研究得到证实。一个由丹麦和哈佛大学组建的联合研究小组，对所有已公布的数据进行汇总，结果显示，每天花两个小时看电视：

· 患 2 型糖尿病概率增加 20%
· 患心血管疾病概率增加 15%
· 不论任何原因的死亡率增加 13%

但是，我们不能排除不健康的人更常看电视，其中因果关系可能是这样的：

看电视 → 疏于锻炼或吃太多零食 → 变得不健康

这种攻击糖分，同时为脂肪辩护（他说"肉、奶酪和牛奶这类食物，是有营养的食物"）的观点，并非尤德金一人独有。伯克利的雅各布·雅尔萨鲁米（Jacob Yerushalmy）博士和纽约州健康委员会的赫尔曼·席勒伯（Herman Hilleboe）都支持尤德金的观点，他们也曾指出凯斯对数据做了筛选。纽约洛克菲勒大学的皮特·阿伦斯（Pete Ahrens），以及耶鲁大学的玛格丽特·阿尔布林克（Margaret Albrink）发现，血液中甘油三酯水平升高与心脏病的相关性，强于胆固醇升高与心脏病的相关性。他们发现，饮食中的碳水化合物会提升甘油三酯的水平。因此，他们的模型是：

膳食碳水化合物 → 经由肝脏分解并合成血液中的甘油三酯 → 心脏病

与此同时，范德比尔特大学的乔治·曼（George Mann）博士发现，20世纪60年代间，肯尼亚的马赛人食量小，以肥肉为主，除了全脂牛奶很少喝其他东西，但是马赛人很少患心血管疾病，血管中的胆固醇水平也低得惊人。因此，他提出的模型是：

膳食脂肪 → 不会造成健康问题

面对这些批判，凯斯的回应不是据理力争，而是恶言相向，他在《动脉粥样硬化》（*Atherosclerosis*）杂志上发文称，那些有关糖的观点全是

"一派胡言"。话虽然是这样说的，但他还是启动了他著名的"七国研究"，这项研究发表于 1970 年，他个人确认了意大利、希腊、南斯拉夫、芬兰、荷兰、日本和美国人民的饮食。他改进了调查，将关注点从总脂肪改为饱和脂肪（即动物脂肪），结果再次发现，（饱和）脂肪摄入与心脏病死亡率之间存在很强的相关性。

但是，当他的同事，亚历山德罗·梅诺蒂（Alessandro Menotti）在 25 年之后，因为一项拓展研究，对凯斯的数据进行再分析时，发现甜味食品（高糖食品，如蛋糕和其他甜食）与冠心病死亡率之间的关联，比动物性食品（黄油、肉类、蛋类、人造黄油、猪油、牛奶和奶酪）强得多，也就是说，连凯斯自己的研究也发现致命的是碳水化合物，而不是脂肪。

凯斯欺骗了大众，妮娜·泰肖尔兹在她撰写的《脂肪的真相》中对他的不当行为进行了大曝光，她还在书中记录了 20 世纪 60 年代一系列流行病学研究如何没能证实脂肪假说。1972 年，约翰·尤德金出版了一部杰作《甜蜜的，致命的：糖如何毁掉我们，以及我们如何摆脱它》，说的就是糖。

然而，在这场争辩中，凯斯赢得了胜利，不是因为他恶毒，也不是因为他的研究，而是他借了其他研究人员的势。加利福尼亚大学旧金山分校的罗伯特·勒斯蒂格（Robert Lustig）博士，在 2013 年出版了一本反糖著作，书名是《肥胖风险：击败糖、加工食品、肥胖和疾病》（*Fat Chance: Beating the Odds Against Sugar, Processed Food, Obesity and Disease*）。2012年，尤德金的《甜蜜的，致命的：糖如何毁掉我们，以及我们如何摆脱它》再版，以下内容摘自勒斯蒂格博士为该书所作的序言：

> 20 世纪 70 年代的三个科学发现推翻了尤德金的说法，也决定了他的命运。第一，通过研究遗传疾病家族性高胆固醇血

症（受害者在 18 岁就经历过心脏病），迈克尔·布朗（Michael Brown）和约瑟夫·戈尔茨坦（Joseph Goldstein）发现了低密度脂蛋白（LDL）和低密度脂蛋白受体（该发现让他们赢得了诺贝尔奖），因此得出在心脏病这件事上，LDL 扮演的是负面角色。第二，各项饮食研究表明，膳食脂肪会导致 LDL 水平升高。第三，大规模流行病学研究表明，LDL 水平与心脏病相关。心服口服了吧？罪魁祸首就是脂肪，蠢货。

……但是……LDL 并非只有一种，而是有两种：一种是膳食脂肪促使生成的大而轻型 LDL，这种 LDL 在心脏病问题上发挥的是中性作用；还有一种是膳食碳水化合物促使生成的小而密型 LDL，这种 LDL 会快速氧化，导致动脉粥样硬化斑块形成。

意思是，血液中的 LDL 是运输胆固醇的载体，但是大颗粒 LDL（饱和脂肪转变而成）在心脏病问题上发挥的是中性作用，给我们造成伤害的是小颗粒 LDL，即亚型代谢综合征（详见后文）。

政府的角色

不幸的是，政府把凯斯的错误付诸实行。1977 年美国参议院营养与人类需求特别委员会（US Senate Select Committee on Nutrition and Human Needs）公布了《美国膳食目标》（*Dietary Goals for the United States*），首次代表联邦政府发表饮食官方建议。用委员会主席、参议员乔治·麦戈文（George McGovern）的话说："作为政府……我们有义务为个人消费提供实用性的指导，也有义务为国家设定膳食目标。"

委员会设定的目标包括：

- 增加碳水化合物摄入量，使其占能量（卡路里）摄入的55%
  到60%
- 降低总脂肪摄入量，使其从占能量摄入的40%降低至30%
- 将饱和脂肪的摄入量降低至总能量摄入的10%
- 将胆固醇摄入量降低至每日300毫克

1983年，英国政府紧随其后，发表了相似的建议。即使在那个时候，人们对脂肪假说也有怀疑，1977年，美国医学会对《美国膳食目标》做出回应："假设广泛遵循这种膳食目标会带来好处，证据……并不确凿，而且存在会造成伤害性后果的可能性。"

此外，有一项研究已经证实，美国联邦政府和英国政府提出低脂高碳水饮食建议时，当时最有力的证据并不支持低脂饮食对人体有益的观点。这个观点源自安塞尔·凯斯，始终是毫无根据的推断。

无法得到科学上的确认时，唯一负责任的反应，应该是承认无知。参议院委员会却拒绝承认无知，仍然坚持给出建议，这让我想起了马克·拉隆德（Marc Lalonde）议员：

> 加拿大国家卫生与公共服务部部长马克·拉隆德说："即便是一个简单的问题，比如是否应该严格限制一个人的黄油和鸡蛋摄入量，都会引发无止境的科学争论……因此健康教育者和推动者可能会消极应对……但是加拿大很多健康问题都非常紧迫，即便科学证据不够充分，也必须采取行动。"

拉隆德也确实在1974年发表过一份工作报告，题为《加拿大人健康新思考》（*A New Perspective on the Health of Canadians*），这实际上是一份宣言，为渥太华联邦政府干涉加拿大人民的生活方式和饮食辩护，其中声称"即便科学证据不够充分，也必须采取行动"，赤裸裸地诠释了什么叫不负责任。当然，所有科学知识都只是暂时的，但是明知争论还在进行，却发布官方建议，就是违背科学本质：只是挑选出了一个结论，这个结论不是根据研究得出的，最后的结论可能完全相反。这件事就是如此。

纠正凯斯的错误

罗伯特·阿特金斯（Robert Atkins，1930—2003）博士和他提出的饮食建议，将人们从凯斯的错误中拯救出来。阿特金斯是纽约的心脏病专家，他自己就饱受肥胖困扰。他曾经在《美国医学协会杂志》（*Journal of the American Medical Association*）上读到过一篇文章，文章建议瘦子应该用肉类取代碳水化合物。他亲自尝试，发现这个建议对他有效，于是在 1972 年出版的《阿特金斯医生的新饮食革命》（*Dr. Atkins' New Diet Revolution*）中倡导人们吃肉类、蛋类、奶油和牛奶。这确实堪称革命，实际上早在 1867 年，伦敦的殡葬从业者威廉·班廷（William Banting）就在《关于肥胖的公开信》（*Letter on Corpulence Addressed to the Public*）中，提倡减重人群应该遵循低碳水饮食。与传统低脂饮食相比，这种饮食方案减重效果更好。而且，这种饮食方案似乎对人们的健康也有好处。

阿特金斯就这样发起了当今时代的饮食革命。越来越多的证据表明，给人体带来伤害的，主要是膳食碳水化合物，而不是脂肪。我对一系列相关论文进行了整理，以下是论文结论。

心脏病杀手，脂肪 vs 碳水化合物：最近的一些研究

· 著名的西班牙预防性地中海饮食干预试验（PREDIMED），对 7,447 位年龄为 55—88 岁的参与者展开研究，4.8 年间，心脏病发作或中风者总计 288 人，表明与传统的低脂饮食（即高碳水饮食）相比，高脂的地中海饮食可降低 30% 的心血管疾病的发病率

· 葡萄牙、美国携手复核了 17 个不同的研究小组对 1,141 位肥胖症患者展开的研究，发现低碳水化合物饮食（即高脂饮食）能显著改善：

　　——体重、体质指数和腰围

　　——血压

　　——血糖、胰岛素和糖化血红蛋白水平

　　——甘油三酯和高密度脂蛋白水平

　　——发炎指标

· 一个德国研究小组发现，当 40 位 2 型糖尿病患者实行低碳水饮食时，他们的糖化血红蛋白水平会"显著"下降

· 一个美国研究小组发现，当代谢综合征患者实行高脂低碳水的减重饮食时，他们：

　　——胰岛素水平下降一半，胰岛素敏感性上升一半

　　——血糖水平和体重显著下降，回到相对健康的范围

——甘油三酯水平下降 50%

　　——高密度脂蛋白升高 50%

　　——实行高脂饮食降低的发炎指标比高碳水饮食多

· 一个国际小组发现，即便摄入足量卡路里，只要代谢综合征患者实行低碳水饮食，健康状况也能得到改善

· 在 2007 年著名的"A TO Z"研究中，斯坦福对四类饮食做了对比：

　　——阿特金斯饮食（碳水化合物占 35%）

　　——区域饮食（碳水化合物占 46%）

　　——LEARN 饮食（碳水化合物占 47%）

　　——欧尼斯饮食（碳水化合物占 52%）

这里解释一下，LEARN 饮食法中的 L、E、A、R、N 分别指 Lifestyle（生活形态）、Exercise（运动）、Attitudes（态度）、Relationships（家人朋友间的关系）、Nutrition（营养），强调不仅要控制饮食，也要顾及和减肥有关的其他方面。

结果发现饮食中的碳水化合物越少，人体的以下水平越低：

　　——血液中的甘油三酯

　　——葡萄糖

　　——胰岛素

　　——血压

研究结果还表明，饮食中的脂肪占比高，碳水化合物占比低，会提升血液中的高密度脂蛋白胆固醇，但是只有大颗粒高密度脂蛋白会升高，相对来说是安全的。

· 流行病学调查也确认了碳水化合物的危害。以米饭为例，哈佛大学的艾米丽·胡（Emily Hu）和她的同事们查询全球数据库发现，"每天吃一份白米饭患糖尿病的风险会提升 11%"。因此，虽

然日本的肥胖人群只占总人口的3%，只有美国的十分之一，日本人日均摄入量比美国人少200卡路里，而且日本人的体力活动明显多于美国人（日本人乘坐公共交通多于美国人，因此走路更多），但是日本的2型糖尿病患者却占总人口的7.3%，这似乎与日本人爱吃白米饭有关

官方饮食建议

尽管相关的研究提供了相反的证据，官方的饮食建议依然是高碳水低脂肪。以下是英国国家医疗服务体系为健康人群提供的饮食建议：

> 饮食以淀粉类食物为主。淀粉类食物应占你吃的食物的三分之一。淀粉类食物包括马铃薯、谷物和面食……大多数人应该多吃淀粉类食物：正餐中尽量至少包含一种淀粉类食物。有些人认为淀粉类食物会让人长胖，但是碳水化合物提供的热量，还不到相同质量脂肪的一半。

并不是英国国家医疗服务体系网站的这个页面发表了反常言论。另一个页面也建议"马铃薯、谷物和面食这类淀粉类食物应占所吃食物的三分之一"。

健康的美国人被鼓励多吃碳水化合物，由美国农业部和美国卫生与公共服务部联合制定的《2010—2015年美国居民膳食指南》，建议1岁以上的所有美国人，摄入的碳水化合物应占所吃食物的45%到65%（详见《2010—2015年美国居民膳食指南》第121页）。

他们建议健康人群吃碳水化合物，那2型糖尿病患者呢？一样！之前，建议2型糖尿病患者尽量避免摄入糖和碳水化合物，而吃特殊的"适合糖尿病患者的"（低糖）食物。但是这个建议已经被替换掉了。用英国糖尿病协会的话说即：

> 20世纪60年代，糖尿病患者开始注重低糖饮食，"适合糖尿病患者的"食物逐渐流行开来。20世纪80年代开始，饮食建议已不再关注无糖饮食……但是糖尿病患者不应该吃糖的迷思始终没有打破。实际上糖尿病患者可以吃糖……指南同时对食用所谓的"适合糖尿病患者的"食物提出了反对意见。

美国糖尿病协会是这样表述的：

> 迷思：糖尿病患者需要遵循特殊饮食。
>
> 事实：对所有人的健康都有益的控制脂肪摄入的健康饮食，对糖尿病患者同样有益。

因此，现在的建议是，糖尿病患者应该和健康人群吃相同的食物，也可以吃碳水化合物。以下是英国糖尿病协会发布的《2型糖尿病患者的健康饮食》相关内容：

> 每一餐都应包含淀粉类碳水化合物，例如面包、印度薄饼、马铃薯、山药、谷物……吃糖不会引发糖尿病，糖尿病患者无须奉行无糖饮食……所有谷物早餐都是健康的。早上选择粥、全谷物或水果以及纤维这类能增强饱腹感的食物，足够让你撑到中

午。半脱脂或脱脂牛奶……果汁可以算作一天五次进食中的一次……面包、松饼以及小圆烤饼都是谷物早餐的优质替代品……传统果酱和酸果酱……也可以吃。

美国糖尿病协会同样建议，2 型糖尿病患者"每餐应进食 45—60 克碳水化合物，也就是说，应占卡路里摄入量的三分之一"。

他们之所以如此重视碳水化合物，当然是受到以下观念的启发：我们应该减少摄取富含热量的其他食物，也就是脂肪。因此，英国糖尿病协会建议："减少你的脂肪摄入，尤其是饱和脂肪，因为低脂饮食对健康有益……脂肪是卡路里的最大来源，少吃脂肪能帮你减轻体重。"正如我们前面看到的，美国糖尿病协会也给出了相似的建议："控制脂肪的摄入"。

这种提倡摄入碳水化合物的建议肯定是错的。2 型糖尿病患者一定要少摄入碳水化合物，因为 2 型糖尿病本身就是一种葡萄糖不耐受疾病，即便是健康的人也应该少摄入碳水化合物。摄入碳水化合物会导致血糖水平升高，而血糖水平升高是一件危险的事，即便在正常范围内起伏。在一项以英国诺福克中年男性为对象的调查中，发现心血管疾病致死的最佳预测指标，不是他们的胆固醇水平，也不是体重或血压，而是通过测量糖化血红蛋白得到的血糖值，即便在正常范围内也存在这种相关性，也就是说，即便是处于正常范围内的高值时，也是危险的。这样看来，根本不存在安全的血糖分子。

在前凯斯时代，权威们还是理性的。威廉·奥斯勒（William Osler，1849—1919）是他那个时代最伟大的医生，他先后就职于麦吉尔大学、约翰斯·霍普金斯大学，以及牛津大学，他撰写的《医学原理与实践》（*The Principles and Practice of Medicine*）于 1892 年首次出版，在那之后的 40 年，一直是医学院校最主要的教科书，因为它采用了超凡的方法论，提倡基于科学观察，而不是谣传、传统，开展治疗。这也导致书中提供的治疗建议相对较少，但是其中包含了对糖尿病患者的饮食建议，即糖尿病患者摄取的碳水化合物应该不超过 5%。

专栏

更多官方饮食建议

很多时候，我几乎已经对官方机构不抱希望，因为他们始终执着于鼓励碳水反对脂肪，可他们也不能无视最新的科学发现。因此，虽然和《2010—2015 年美国居民膳食指南》相比，《2015—2020 年美国居民膳食指南》没有做出太大调整（还是认为"健康饮食应该包括……淀粉和其他蔬菜"），但是《2015—2020 年美国居民膳食指南》承认糖和精致碳水化合物是有问题的。既然如此，当他们建议我们每天摄入的添加糖占比，应低于日卡路里摄入量的 10% 时，我们应该要问，为什么是 10% 而不是 0；当他们建议我们摄入的谷物中，至少一半应是全谷物时，我们应该用怀疑的目光审视所有谷物。2015—2020 年的指南在很多方面依然无法起到任何帮助作用，这份指南继续推荐我们吃脱脂乳制品（这类产品中通常会添加糖）和果汁（其中的纤维素可能使糖发酵），控制反式脂肪的摄入（其实应该完全避免摄入反式脂肪）。

同样毫无帮助的是《纽约时报》在 2016 年 1 月 8 日的相关报道：

2015—2020年的那版指南早期认定，红肉和加工肉类会增加患肠癌和其他癌症的风险，但是经过全国牛肉协会对国会的游说，这部分内容没有出现在最终版本中。此外，指南建议，来自饱和脂肪或动物脂肪的卡路里占比，应低于每日卡路里摄入量的10%，我们应该记得，越来越多的证据表明，这些东西并不是导致心脏病的危险食物，而是中性的：如果你想替换掉它们，应该用对健康有益的不饱和植物油脂，而不是碳水化合物，比如用坚果，而不是薯条。

我们也不必为放弃碳水化合物感到焦虑。《泰晤士报》在2016年3月19日刊登了与营养学家萨拉·申克（Sarah Schenker）博士的对话，这位营养学家表示："就算我们完全不吃糖跟碳水化合物，我们也不会出现戒断反应，不会头疼、出汗。因为你的身体会生产糖……所以不会有任何不好的反应。"

同样让人感到奇怪的是，直到2015年，美国联邦政府的膳食指南顾问委员会才撤销对蛋类、虾类等高胆固醇食物存在已久的谴责，将它们归到可供人类安全食用的品类中。膳食指南顾问委员会花了那么长时间，才认可科学界几十年前就认识到的问题（可惜大部分公众没有认识到），是因为证明一个否定的观点是非常困难的，或许膳食指南顾问委员会就不应该去证明否定的观点，他们只需要指出，对膳食胆固醇的最初判断缺少适当的科学支撑，这样就会对大家很有帮助。

现在，这种顾虑已经影响到膳食指南对碳水化合物和脂肪的建议，以至于2015年美国国会指出，对"过程的科学完整性"存在担忧，要求"完全透明、无偏见，须囊括所有最新可用研究……即便是对当下膳食建议提出质疑的研究"，因此它（花费了100万美元）委任美国国家医学院（National Academy of Medicine）对制定膳食指南的全部过程进行审核。

在所有碳水化合物中，糖似乎是最危险的。美国护士健康研究（Nurses' Health Study）发现，"含糖饮料摄入越多，体重增加的幅度越大，还会提升患 2 型糖尿病的风险（几乎翻倍）"。

与此同时，欧洲一项类似的研究发现，每天喝一罐市面上的甜味饮料，患 2 型糖尿病的风险会提升 18%。同样，罗伯特·勒斯蒂格发现，一个人的饮食中每增加 150 卡路里，患糖尿病的风险仅增加 0.1%，但是每天喝一罐汽水（同样是 150 卡路里，但是以糖的形式提供），患糖尿病的风险会提升 1.1%，差距非常明显。

虽然一切都表明糖和碳水化合物是危险的，但是关于谁是西方社会的大众杀手，大量证据更多地指向了两者共同的犯罪伙伴——胰岛素。"胰岛素抵抗"似乎是罪魁祸首。早餐的危险主要以胰岛素作为媒介，使得参与到脂肪/碳水化合物和不吃早餐/吃早餐争论中的人们发现，两个问题相互纠缠，无法分而论之，这就是我们要在下一章探讨英语族群早餐碳水化问题的原因。

专 栏

古巴

每当对糖的危害提出质疑时，人们就会提到古巴，伦敦国王学院教授蒂姆·斯佩克特在他撰写的《饮食的迷思》（*The Diet Myth*）一书中指出："比美国人贫穷的古巴人，所摄取的糖分平均是美国人的两倍，却比美国人健康得多。"

但是，加利福尼亚大学、伦敦大学、剑桥大学和哥本哈根大学的科学家们通过对 173 个国家人口的糖分摄入量展开研究，得出的结论是"糖产量高的国家，如巴西、牙买加、多米尼加、哥斯达黎加、古巴、墨西哥、特立尼达和多巴哥……糖尿病的发病率最高"。

有意思的是，近年来古巴人的健康水平有所提升，不是因为糖，而是因为又陷入了贫困。1989 年之后，苏联解体，使古巴丧失最大的贸易伙伴，人均日摄入的食物热量从 1,899 卡路里降低至 1,868 卡路里；进口石油受限，导致人们的出行工具从内燃机转变成了自行车，因此从事体力活动的成年人比例从 30% 上升到了 67%。这就导致：

- **糖尿病引发的死亡率下降了 51%**
- **冠心病引发的死亡率下降了 35%**
- **中风引发的死亡率下降了 20%**

同时，肥胖人群占比从 14% 下降到了 7%，国民平均体质指数下降 1.5。我们可以从中获得的经验教训显而易见：古巴人摄入大量糖分却能维持健康，是因为他们摄入其他食物的热量不高，同时还需要大量活动。不过古巴人的健康状况正在迅速恶化：古巴的医学杂志《医疗评论》（*MEDICC Review*）发表了一系列令人难过的文章，指出岛民们的饮食正逐渐回归到以传统肉类和快餐为主，因此心脏病、癌症、脑血管疾病引发的死亡目前占比 60%，已经呈现出上升趋势。正如那句话所说，"古巴人，以贫穷之姿活，以富有之态死"，他们的主要死因是心脏病、中风、癌症，与西方国民得的病一样。

因此，越来越多的证据表明，低碳水饮食才是健康的饮食。即便在"官方"机构中，提倡低碳水（相应的高脂肪）饮食的声量也越来越大。大卫·卡万（David Cavan）博士在他 2014 年出版的著作《逆转你的糖尿病》（*Reverse Your Diabetes*）中，敦促 2 型糖尿病患者（实际上是所有人）远离碳水化合物。卡万博士在国际糖尿病联盟（International Diabetes Federation）工作，这是一个囊括 230 个国家糖尿病协会的国际联合会，其中也包括碳水化合物最大的官方支持者——美国糖尿病协会和英国糖尿病协会。这种包容性，很好地证明了各个国家糖尿病组织在科学上的开放态度。（顺便说一句，我认为，卡万博士的书，是最适合新确诊 2 型糖尿病患者阅读的著作。另外，我不认识卡万博士。但是卡万博士也不是完人，他认为早餐是健康的。实际上，他早餐会喝希腊酸奶，这是一种含糖食物。）

本章小结

妮娜·泰肖尔兹曾表示，如果历史长河中存在所谓的伟人理论，那"在营养学的历史上，安塞尔·凯斯就是最伟大的人"，他甚至在 1961 年 1 月 13 日登上了当时象征美国名人巅峰的《时代周刊》（*Time*）头版（1938 年《时代周刊》年度人物是希特勒，其实登上《时代周刊》与这个人的道德、智慧或学识无关）。

凯斯退休之后去了意大利南部，改用地中海饮食，这种饮食中包含丰富的橄榄油、蔬菜、水果、坚果和豆类（豌豆、扁豆、鹰嘴豆以及其他豆类）；还有适量鱼类、家禽、酒精和全谷物；另外很少有红肉、加工肉和蛋糕、果酱之类的甜食。凯斯去世的时候还差两个月 101 岁。他留给世界的，不只是对脂肪的妖魔化，还有对西方饮食的碳水化，早餐当然也没能幸免。西方饮食碳水化是因为人们肯定要吃东西，然后又要限制肉类的摄入，自然会逐渐碳水化。这简直是一场灾难。

凯斯不仅在流行病学领域犯了错误，在历史和文学方面也出了差错。

如果他研究过古典文化，应该知道古希腊时期就有人十分明智地对糖产生了怀疑。在柏拉图的《理想国》404b 段，苏格拉底说："荷马让英雄们在宴席上吃的是烤肉，但是他从未提到过甜点或甜酱。他并非一反常态地刻意排斥这些食物，因为所有专业的运动家都知道，一个人要想身体健康……就不要吃雅典的甜点。"

如果凯斯主修过英国文学，他应该知道英国人对糖的怀疑由来已久。莎士比亚在《亨利四世》中，描绘亨利王攻击福斯塔夫的用语是：

> 一个胖老头，一只人形的大酒桶做了你的伴侣。为什么你要结交那个充满怪癖的箱子，那个塞满兽性的柜子，那个水肿的脓包，那个庞大的酒囊（甜酒），那个堆叠着肮脏的衣袋，那头肚子里填着布丁的烤牛？
>
> （第二幕，第四场）

对此，福斯塔夫不可思议地化身为一位生物化学家，回答说：如果喝甜酒吃甜食有罪，愿上帝拯救罪人！

专栏

对抗碳水化合物的英雄——大卫·路德维格医生

波士顿儿童医院的大卫·路德维格医生，是一位反碳水英雄。想想我前面提到的"适应性生热"，由于它会导致节食后体重反弹，因此也是一种很麻烦的风险后果。但是，路德维格医生在2012年表示，低碳水饮食通过逆转胰岛素抵抗，也能起到逆转适应性生热的作用。

路德维格医生在他的研究中警告称，极端的低碳水饮食可能会使血液中的皮质醇和促炎因子C反应蛋白（CRP）水平升高。但他对此可能不是特别担心，因为2015年11月29日，他在《纽约时报》上发表了一篇文章，敦促美国农业部在其即将发布的《2015—2020年美国居民膳食指南》中"停止强调低脂（也就是高碳水）饮食"。可惜美国农业部对此置之不理。

路德维格医生的研究还表明，那些胰岛素抵抗程度最高的人，实行低碳水饮食后效果最好。但是，并非所有超重或肥胖人群都存在胰岛素抵抗现象，原因还没有完全搞清楚。而且，美国科罗拉多州的一个研究小组表明，不存在胰岛素抵抗的人群，实行传统的低脂饮食减肥效果更好。因此，为了取得最佳减肥效果，我们或许应该将人群分为胰岛素抵抗者和非胰岛素抵抗者，为他们提供个性化的饮食。

个性化是未来的发展趋势。例如，印度等长期食素的国家，演化出了与因纽特人和高加索人不同的脂肪代谢模式，因此某些对特定人群有益的饮食，可能对另一些人有害。我们要承认，前方还存在很多我们不了解的地方，不要急着制定不容置疑的规范指南。安塞尔·凯斯已经在墓中安息，就让他的教条主义也随他而去吧。

8 Insulin,
the Great Traitor

胰岛素，伟大的反叛者

胰岛素是一种必不可少的激素，
少了它，人类无法存活。
但是胰岛素过多，会消耗我们，
也会致命。
令人遗憾的是，早餐正是胰岛素过
量分泌的一个根源。

16

英语族群早餐逐渐碳水化

The carbohydratisation of the English-speaking breakfast

经过官方数十年对脂肪的妖魔化，我们的早餐已经碳水化，变成了群体胰岛素分泌过量的武器。

美国北卡罗来纳大学教堂山分校营养学系做过一项调查，调查对象为 18 岁以上的成年人，表 16.1 列出了 1965 到 1991 年间的早餐变化。

表 16.1 | 美国成年人早餐摄入的食物（单位：克）

食物	1965 年	1991 年
全脂牛奶	105.8	44.1
低脂牛奶	6.9	73.0
蛋类	26.0	12.3
培根	4.1	1.1
面包	30.7	22.0

（续表）

食物	1965 年	1991 年
即食谷物	7.0	14.4
水果	48.9	59.4
果汁	7.5	8.6
黄油	3.1	0.7
人造奶油	2.4	1.9

资料来源：数据来自 P. 海恩斯（P.Haines）等（1996），《1965—1991 年美国成年人早餐消费趋势》（Trends in breakfast consumption of US adults between 1965-1991），《美国饮食协会杂志》（J AM Diet Assoc）96: 464—70。对早餐吃什么进行调查的时间和对应的人数分别为 1965 年 6,274 人，以及 1989/1991 年 10,812 人（还有 1977/1978 年 18,033 人）。

　　25 年间的趋势变化显而易见。富含蛋白质的动物性食品（培根和蛋类）摄入量减少超过一半，从 30.1 克下降到 13.4 克。富含脂肪的食物（全脂牛奶 / 黄油 / 人造奶油）走势相似，与此同时，即食谷物摄入量翻倍，水果和果汁的摄入量也有所增加。其中没有提到糖的摄入量变化，但是如果即食谷物摄入量翻倍，我们可以据此推测，糖的摄入量也会上升，而且应该补足了因面包减少而降低的碳水化合物摄入量以及血糖值。再一次提示，早餐已经碳水化了。

　　该营养学系还对儿童（包括 18 岁以下的青少年）开展了一项类似的调查，表 16.2 列出了 1965 到 1991 年间的巨大变化。

表 16.2 | 美国儿童早餐摄入的食物（单位：克）

食物	1965 年	1991 年
高脂牛奶	181.6	79.5
低脂牛奶	9.1	99.4
蛋类	20.8	11.5
培根	3.2	0.96
面包	29.8	22.1
其他面食 / 米饭 / 煮制谷物	22.0	21.5
即食谷物	10.3	19.5
水果	48.0	55.0
果汁	7.5	15.5
黄油	2.8	0.4
人造奶油	2.5	1.6
奶酪	0.7	1.8

资料来源：数据来自 A.M. 西加里兹（A.M.Siega-Riz）等（1998），《1965—1991
年美国儿童早餐消费趋势》（Trends in breakfast consumption for children in the
United States from 1965-1991），《美国临床营养学期刊》（*Am J Clin Nutr*）67（增
刊）：748S–56S。在 1965 年调查询问了 7,513 人，1989/1991 年调查询问了 4,289
人（以及 1977/1978 年调查询问了 12,561 人）。

18 岁以下的未成年人 25 年间的变化趋势，与 18 岁以上的成年人相差无几。富含蛋白质的动物性食品（培根和蛋类）从之前的 24 克腰斩至约 12.5 克，高脂肪食物（高脂牛奶 / 黄油 / 人造奶油）的变化趋势与之类似，同时即食谷物和果汁的摄入量几乎翻倍。虽然没有提及糖类摄入量变化（凯洛格公司对该研究提供了支持），但是如果即食谷物摄入量几乎翻倍（果汁也是如此），那么和成人组一样，糖的摄入量也会上升，应该也会补足因面包减少而降低的碳水化合物摄入量以及血糖值。

1997 年对大量流行病学研究的一次回顾，确认了早餐已经碳水化的事实，发现"早餐消费……与脂肪摄入量降低、碳水化合物摄入量升高有关"。讽刺的是，这句话是用来称赞早餐的，因为那时候人们认为脂肪有害，碳水化合物对健康有益。但是现在，我们要把观念扭转到凯斯当道之前的年代，也就是尤德金提出的"肉、奶酪和牛奶是有营养的食物"，并不是因为数据有误，我们只是用不同的方式解读了这些数据。

因此，关于早餐，如今观念的转变主要有两个原因：一个是碳水化合物和脂肪，另一个是吃早餐和不吃早餐。我们正逐渐认识到，不仅吃早餐本身是危险的，而且早餐吃的东西也有问题。有一位美国朋友对我说："现代美国人吃的早餐是华夫饼、谷物、面包、果酱，根本就是在吃甜点。"因此，要想弄明白为什么早餐存在双重危险，我们不仅要知道为什么早上吃东西是危险的，还要知道为什么碳水化合物是危险的。

这两个危险都与一个相同的机制——胰岛素有关。

17

除了刺激胰岛素分泌，
早餐毫无意义

Nothing about breakfast makes sense except in the light of insulin

生物学家狄奥多西·多布赞斯基（Theodosius Dobzhansky）在 1973 年说过一句话："生物学的一切本来毫无意义，但是从演化的角度看，就都说得通了。"同样，除非从胰岛素的角度看，否则有关早餐及早餐危险性的讨论全无意义。我们要了解为什么早餐是危险的一餐，就先要了解胰岛素，我们认识胰岛素的最佳引路人就是糖尿病。

糖尿病

糖尿病历史悠久。公元 2 世纪，土耳其卡帕多西亚的阿雷泰乌斯（Aretaeus）写过一段临床记录，现在的医生、护士和患者一看就知道描述的是什么病（糖尿病）："……血肉四肢融化成尿液。病人不停排尿，尿流像打开的水渠一样源源不断。生命短暂，充满不悦和苦痛。病人口渴难耐，大量饮水……不久就会死亡。"

他接着写道："这种病的名字似乎来自希腊，意为'虹吸'。"阿雷泰乌斯解释说，因为这种病的特点是尿多或过度排尿。

随着罗马帝国的陨落，欧洲进入黑暗时代（中世纪早期），学术发展被迫中止，阿雷泰乌斯对糖尿病的临床描述也就此止步不前。直到 17 世纪，牛津大学的托马斯·威利斯（Thomas Willis，1621—1675）医生才将糖尿病分为两大类：尿崩症和糖尿病。对糖尿病的研究开始步入正轨。

我们在这里不讨论尿崩症。因为在阿雷泰乌斯时代，如果一种病有尿多或过度排尿的症状，就会被称为"糖尿病"。尿崩症的名字保留了下来，但是与我们要讨论的糖尿病本质上完全不同。显而易见的差别是，糖尿病的尿液是甜的（因为其中充斥着葡萄糖。糖尿病"mellitus"来自希腊语的 *meli*，意思是蜂蜜）。过去，医生要品尝尿液做出甄别诊断，这个任务通常会委托给团队中最初级的那位成员。尿崩症是抑制尿液分泌的激素系统失效导致的，除了都会出现多尿的症状，尿崩症和糖尿病之间几乎没有任何关系。对于尿崩症，我们就不多做介绍了。

在了解糖尿病的过程中，下一次重大进展发生在 1889 年。胰腺是一个位于腹部后方的器官（胰腺"pancreas"这个词是一个希腊词汇的拉丁语变体，意为"所有血肉"）。1889 年，法国斯特拉斯堡的两位外科医生奥斯卡·闵可夫斯基（Oskar Minkowski）和约瑟夫·冯·梅林（Joseph von Mering）想知道如果切除一条狗的胰腺会发生什么。结果发现，除了其他问题，这条狗还出现了口渴、尿频和体重减轻的症状。因此，糖尿病似乎是在胰腺发生的，但是，是胰腺的哪个部分呢？

在闵可夫斯基和梅林生活的时代，人们已经知道胰腺是一种消化器官，用现代语言表述，就是负责合成用来消化蛋白质、脂肪和碳水化合物的酶。分泌出的酶进入一个导管，然后转运到肠道中，在肠道中分解食物。其实，在闵可夫斯基和梅林之前，一位叫保罗·兰格尔翰斯（Paul Langerhans, 1847—1888）的德国医生就曾在 1869 年进行过相同的实验，那时候兰格尔翰斯还是个学生，他发现胰腺中散布着小小的"胰岛"，或者说细胞集，放在显微镜下能明确分辨出它们和大部分胰腺细胞有所不同。不同点在于，这些胰岛不会进入导管。

兰格尔翰斯不知道这些胰岛是做什么的，到了 1893 年，法国科学家埃多瓦尔·拉盖斯（Edouard Laguesse）认为抗糖尿病激素，也就是我们现在所说的胰岛素，可能就来源于此。胰岛素这个名字就来自兰格尔翰斯提出的胰岛"insulin"，与"insular"（海岛的，岛屿的）一词同源。

兰格尔翰斯英年早逝，死于肺结核，可能是被他的病人传染的。19 世纪有很多医生被患者传染了肺结核，其中也包括发明听诊器的伟大医生何内·雷奈克（René Laennec）。治病救人过程中的感染风险至今依然没有消除，比如埃博拉病毒，就有医生、护士以及其他卫生工作者在救治病人的过程中牺牲。

接下来的重要进展，发生在 1921 年，加拿大多伦多大学年轻的外科医生弗雷德里克·班廷（Frederick Banting，1891—1941）率领一个研究小组，找到了分离胰岛素的方法。班廷的实验十分有创造力。想要验证兰格尔翰斯关于胰岛分泌抗糖尿病激素的观点，最简单明了的方法就是提取部分胰腺，进行均质化处理，再将匀浆注射进糖尿病患者体内。但是胰腺会合成大量的酶，这种酶能消化分解蛋白质，而胰岛素也是一种蛋白质，因此还没等注射进病人体内，在制备胰腺匀浆时，胰岛素就已经遭到破坏。但是班廷知道，出于某些原因，当外分泌腺导管受阻时，腺体受到反压力就会萎缩。用他的话说，"在最初的实验中，我们结扎了胰腺导管七到十周，胰腺的腺泡组织出现萎缩，但胰岛组织没有萎缩，我们利用这个现象，取得了成功"。

没过多久，班廷开始结扎狗的胰腺导管，这些狗的胰腺不再合成消化蛋白质的酶，但是胰岛完好无损，这就意味着胰腺组织可以在不破坏胰岛素的前提下被均质化。1922 年 1 月 11 日，名叫伦纳德·汤普森（Leonard Thompson）的 14 岁男孩，成为第一个被注射含有胰岛素的胰腺提取物的人。

汤普森在多伦多综合医院确诊 1 型糖尿病，医院判定，这种病通常只有死路一条。但是 1 月 20 日，这个 14 岁的男孩走出了医院。汤普森得以起死回生般地重新行走，这是西方医学界最激动人心的时刻之一，可媲美 1941 年 2 月 12 日在牛津发生的历史性事件：弗洛里（Florey）和钱恩（Chain）首次给他们的病人——一位名叫阿尔伯特·亚历山大（Albert Alexander）的 43 岁警察注射了青霉素。一年之后，1923 年，班廷和他的同事麦克劳德（Macleod）同时荣获诺贝尔奖。那时，遵循阿尔弗雷德·诺贝尔（Alfred Nobel）的指示，诺贝尔奖是即时颁发的。

专 栏

研究成功，组员不快

很多人想不到，在科学界，成功有时会带来不愉快。研究小组陷入困境时，组员们通常会团结起来攻坚克难，但是取得成功时，同一批组员却会因为功劳划分问题分崩离析。

弗雷德里克·班廷是一个非凡的杰出人才，因为在第一次世界大战中的英勇表现赢得军功十字勋章，但是他对诺贝尔委员会将他的奖项分发给约翰·麦克劳德，而不是他的主要工作伙伴查尔斯·贝斯特（Charles Best）相当不满（在最关键的 1921 年夏天，麦克劳德在苏格兰的斯凯岛钓鲑鱼）。班廷认为，麦克劳德对该项目的贡献不足以让他分享诺贝尔奖，但是委员会判定，如果没有麦克劳德的支持，项目不会成功。

班廷和麦克劳德都是令人钦佩的人（他们将胰岛素专利捐献给多伦多大学，多伦多大学用专利使用费为进一步研究提供了资金支持），但是班廷将他的奖金分给了贝斯特，借此公开表达他的愤怒。作为回应，麦克劳德将自己的奖金分给了团队第四顺位成员生物化学家詹姆斯·科利普（James Collip）。班廷对麦克劳德公开表达的愤怒，让贝斯特和科利普收获了财富，但是也削弱了两位主角的光环，实在可惜。可参见多伦多麦克莱兰和斯图尔特出版公司 1982 年出版的《胰岛素的发现》（*The Discovery of Insulin*），作者是迈克尔·布利斯（Michael Bliss）。

定义

从 1921 年分离出胰岛素开始，研究中出现过多次高光时刻，在对此进行回顾之前，让我先介绍一下糖尿病的定义。美国糖尿病协会给出的定义是："糖尿病是一种以高血糖为特征的代谢性疾病，是胰岛素分泌紊乱、胰岛素作用紊乱，或二者同时发生导致的。"

糖尿病包含两种主要类型，相对罕见的 1 型糖尿病以及相对常见的 2 型糖尿病。二者虽然存在很多差别，但是有一个共同特征，即血糖水平高，这就意味着这两种疾病也会带来相同的后果，血糖水平高会一点点破坏病患的眼睛、肾脏及小血管。

两种糖尿病

早在公元前 5 世纪，印度外科之父苏胥如塔（Sushruta）就在他撰写的《苏胥如塔·妙闻集》（*Sushruta Samhita*）中对两种糖尿病做了描述："尿液是甜的……这种病有两种病因，一种是天生的，一种是不当饮食造成的……天生类型的人会消瘦，后面这种则体形肥胖，喜欢在床上躺着或靠着垫子。"

但是苏胥如塔的深刻见解一直没能传至西方，直到 1951 年，英国糖尿病协会的联合创始人伦敦医生 R.D. 劳伦斯（R.D. Lawrence），才再次发现糖尿病存在两种类型，认识到 1 型糖尿病，也就是苏胥如塔描述的"天生的"类型，其特征是血液中缺乏胰岛素；2 型糖尿病，即苏胥如塔口中"体形肥胖，喜欢在床上躺着或靠着垫子"的类型，其特征是血液中有胰岛素。

糖尿病患者中，1 型糖尿病占比在 5%—10%。有些人仍然用旧称"胰岛素依赖型糖尿病"称呼 1 型糖尿病，用"非胰岛素依赖型糖尿病"称呼 2 型糖尿病。这两种称呼没什么大问题，但是我们正逐渐认识到有更多不同类型的糖尿病，因此我们还是应该坚持用"1 型""2 型"指代糖尿病的两个主要类型。对于不常见的亚型，在此不做赘述。

1 型糖尿病

兰格尔翰斯发现，1 型糖尿病是负责分泌胰岛素的胰岛细胞遭到破坏导致的。奇怪的是，破坏胰岛细胞的正是病患自身的免疫系统。没有人知道为什么。或许是途经的病毒迷惑了免疫系统，让免疫系统误伤了胰岛细胞（生物学上常有怪事发生）。但就我们的研究目的而言，我们只需要知道：1 型糖尿病，是负责分泌胰岛素的胰岛细胞死亡导致的，因此 1 型糖尿病是一种胰岛素缺乏症。所以，只要我们知道胰岛素是干什么用的，就能很好地了解 1 型糖尿病。

认识胰岛素

为了认识胰岛素，我们先了解几个简单的生物化学概念。爱因斯坦似乎说过，科学描述应该尽可能地简单，要简单到不能再简单。我们的简单介绍正好合情合理。

大家都知道，食物主要由三大类营养物质组成，即脂肪、蛋白质和碳水化合物。我们都知道脂肪长什么样，我们都能认出牛排，我们也都知道碳水化合物有的形态复杂，比如各种面食，有的形态单一，比如糖。

我们吃东西的时候，肠道会将这三类食物消化成各自的简单形态，这多亏了胰腺分泌的消化酶进入肠道发挥作用。因此，脂肪会分解成脂肪酸和胆固醇，蛋白质会分解成氨基酸，碳水化合物会分解成糖。充足的营养通过血管和淋巴管提供给肠道，同时在消化过程中，食物的养分会进入血液循环。胰岛素的工作就是处理其中的一种养分，也就是被称为葡萄糖的糖（葡萄糖 "glucose" 来自希腊词汇 *glykys*，意为 "甘甜"）。

葡萄糖是一种重要的燃料。淀粉由葡萄糖长链组成，大多数人会通过吃土豆、谷物、面食摄入大量淀粉。另外，葡萄糖也是家用糖的主要成分，很多人会吃进很多这种形式的葡萄糖。因此，我们摄取的食物中至少有三分之一会分解成葡萄糖，胰岛素对葡萄糖的处理非常重要。

葡萄糖作为一种燃料，身体细胞需要燃烧它才能工作，和汽车烧油是一个道理。葡萄糖中的碳和其他元素与氧结合（氧化）释放出二氧化碳和其他产物，其中当然就包括能量。汽车燃烧汽油释放能量是粗放的，身体细胞氧化葡萄糖释放能量，是在复杂精密的生物化学机制作用下进行的，更加不易察觉，但是二者的化学基础，也就是氧化过程是一样的。但是细胞面临一个问题。细胞要燃烧葡萄糖，先要吸收它，可葡萄糖是水溶性物质，而细胞壁是由油性分子组成的，我们都知道，油和水是不能相互融合的。因此，葡萄糖需要通过能穿透细胞膜的特殊通道才能进入细胞。

这时就出现另一个复杂局面：穿透细胞膜的通道不会一直开放。实际上，它们通常处于关闭状态。这就要引入胰岛素了。胰岛素的作用就是打开这些通道，反过来就意味着胰岛的作用是在血液里的血糖水平升高时分泌胰岛素。

因此，当我们的肠道吸收葡萄糖，葡萄糖进入血液时，胰岛就探测到了葡萄糖，开始分泌胰岛素。胰岛素也会进入血液，然后胰岛素和葡萄糖一同进入身体细胞，胰岛素打开通道，葡萄糖进入细胞内部。

身体细胞吸纳葡萄糖之后，血糖水平就会下降。胰岛会探测到这种下降，不再继续分泌胰岛素，血液循环中的胰岛素水平也会下降，没有胰岛素了，葡萄糖通道也会跟着关闭。通道关闭可以保证血液循环中的葡萄糖水平不会低于 4mmol/l，接下来我们会看到，这对保护大脑至关重要。

胰岛素分泌日常走势

正如前面提到的，胰岛素分泌的日常走势，与血糖变化一致，饭后走高，两餐之间回落。因此，总的来说，我们吃糖和淀粉时：

1. 淀粉和糖在肠道中被分解成葡萄糖和其他单糖
2. 然后扩散到血液中
3. 胰岛探测到血液中的葡萄糖
4. 胰岛开始分泌胰岛素
5. 胰岛素借助血液循环抵达身体细胞
6. 胰岛素打开身体细胞的葡萄糖通道
7. 让葡萄糖进入人体细胞
8. 葡萄糖作为能源被燃烧

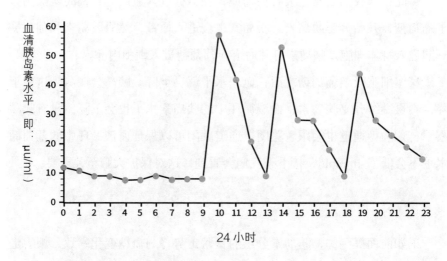

图 17｜24 小时胰岛素分泌走势

　　每日 9 点、13 点、18 点进食三餐的健康人群，血清胰岛素水平普遍不高。肥胖人群静息和餐后的胰岛素浓度，至少是健康人群的两倍。

了解 1 型糖尿病

　　了解了胰岛素的作用，就不难明白为什么缺乏胰岛素会导致 1 型糖尿病。

　　没有胰岛素，饭后被肠道吸收并进入血液循环的葡萄糖，就无处可去，因为没有胰岛素为血糖打开进入身体细胞的通道。如此一来，葡萄糖就会在血液中累积，当超过 10 mmol/l 时，就会进入尿液：肾脏的作用就是清除血液中不需要的化学物质，高浓度的葡萄糖就是一种身体不需要的化学物质。

但是 1 型糖尿病患者体内的血糖浓度很高，一旦进入尿液，就会引起渗透效应，刺激过量排尿，正因为如此，这种病最开始被称为"多尿症"。过量排尿会让病患缺水，因此马上感到口渴，不停喝水："病人不停排尿，尿流像打开的水渠一样源源不断……病人口渴难耐，大量饮水。"由于负责分泌胰岛素的细胞遭到损坏，现在的 1 型糖尿病患者和 2,000 年前的患者一样，在很短的时间内就会出现过度口渴、过度排尿的症状。

　　不仅如此，由于身体无法利用葡萄糖充当燃料，患者体重也会开始下降。讽刺的是，1 型糖尿病患者体内到处是葡萄糖，却没有一点被燃烧掉，因为血液一直带着它四处循环，无法进入细胞内部。因此，为了找到替代燃料，身体开始将肌肉块和脂肪块分解成氨基酸和脂肪，尽管没有胰岛素，血液中的这些物质也可以被组织吸收，然后与氧气结合，发生反应。但这是无奈之举，因为没有胰岛素，肌肉和脂肪细胞无法弥补它们动员的蛋白质和脂肪，这样下去会饿死："血肉四肢融化成尿液……不久就会死亡。"

　　1 型糖尿病的治疗方案很明确：胰岛素。在班廷和贝斯特发现胰岛素之前，1 型糖尿病患者确诊之后，在很短的时间内就会迎来死亡。多亏了他们的发现，现在 1 型糖尿病患者可以正常生活，也能长寿。不过，他们的预期寿命还是不能和没有并发症或没有糖尿病的人相比：2015 年，对苏格兰 25,000 位患者进行的一项研究发现，男性 1 型糖尿病患者的预期寿命比同龄人短 11 年，女性的差别更大，短了 13 年。1925 年 9 月 15 日，班廷在诺贝尔奖颁奖典礼上说："胰岛素不能治愈糖尿病，只是一种应对方案。"但是该领域的研究进步速度令人振奋，我们可以对未来的成果充满期待。

18 糖胖病，一种新的流行病

Diabesity, the big new disease

一个多世纪以来，人们已经意识到，暴饮暴食会诱发糖尿病，糖尿病又会引发心血管病变，从而导致死亡。1901年，托马斯·曼（Thomas Mann）在他的小说《布登勃洛克一家》（*Buddenbrooks*）中，描绘了德国北部一位家中长辈死亡的情形：

> 最年长的商界参议员詹姆斯·莫伦多夫，以一种离奇的方式死了。这位患有糖尿病的老者，自我保护的本能已经逐渐弱化，在他生命的最后几年，他沉溺于各种蛋糕、点心。家庭医生格拉博抗议过，担心他身体的亲戚们也曾努力劝阻这位大家长不要再这样自杀似的吃甜食。为了逃避亲戚们的恳求，老参议员在城中的破旧街区租了一个房间，这地方离他平时出没的体面场所很远，他可以在这个像巢穴一样的小房间，偷偷吃他的糖果、水果馅饼。他们就是在那里发现了他的尸体，他嘴里满是嚼了一半的蛋糕。一次中风加速了他缓慢走向死亡的步伐。

2型糖尿病和1型糖尿病是两种疾病。虽然2型糖尿病也会出现和1型糖尿病一样的症状，也就是阿雷泰乌斯描述的"病人不停排尿"，以及

"口渴难耐"，但是两者病因不同，这也就是为什么苏胥如塔说 2 型糖尿病会出现在肥胖和喜欢躺在床上或靠着垫子的人身上。因此，2 型糖尿病不是一种自身免疫疾病，就像托马斯·曼在《布登勃洛克一家》中描绘的，是暴饮暴食造成的。此外，1 型糖尿病患者血液中的胰岛素浓度低，但是 2 型糖尿病患者却高，这是怎么回事？

　　线索就隐藏在当今流行的肥胖症中，肥胖症流行与 2 型糖尿病流行同时出现。这两种关系密切的流行病掌控着当今世界，实际上这两种疾病的关系已经密切到有科学家把它们当成一种疾病加以讨论，取名"糖胖病"。我来给大家提供一些数据，以来自美国和英国的数据作为工业化国家的代表，同时通过来自世卫组织的数据了解全球概况。

肥胖症的流行病学概况

　　肥胖症在过去很少见，现在却十分常见，1997 年世卫组织正式认定肥胖症是一种全球性流行病。由于显而易见的原因，一个人是否有肥胖症不能简单地通过体重判断，而要通过体质指数判定，利用简单的公式计算即可，即体质指数等于体重（千克）除以身高（米）的平方（BMI = 体重 / 身高^2），需要注意的是，体质指数升高不一定表示累积了多余脂肪，对于那些超级健硕的人来说，体质指数上升表示累积了肌肉，但是对于一般大众来说，体质指数通常与脂肪累积密切相关，同时需要针对不同个体的身高差异，进行校正。参见表 18.1。

　　体质指数各项定义不是胡乱选定的：世卫组织发现，体质指数在 25 以上或 18.5 以下，每高或低一个数值，这个人死亡或生病的风险都会增加。比如一个人体质指数大于 35，那么他患 2 型糖尿病的概率就是体重正常者的 100 倍，预期寿命短 6 到 7 年。但是通过调整饮食，每掉 1 千克体重，患 2 型糖尿病的风险会下降 16%。

表 18.1 | 体质指数（kg/m², 即体重除以身高的平方）

指数	类型
18.5 以下	未达到正常体重
18.5—25	正常
25—30	超重
30—35	中度肥胖
35—40	重度肥胖
高于 40	极度（病态）肥胖

体质指数太低，预期寿命也会降低，这里的死亡风险呈现出所谓的"U 形"，理想体质指数处于 U 形底部，两侧风险都呈上升态势。人们早就发现了这个 U 形规律，在喜剧作品《威尼斯商人》（ *The Merchant of Venice* ）中，莎士比亚笔下的尼丽莎说："吃得太多和饿着肚子一样，都不舒服。"（第一幕第二场）

当然，在莎士比亚时期，人们最担心的是"饿着肚子"，现在最担心的是"吃得太多"，全球有三分之一的人口因为吃得太多，导致超重或肥胖。以美国为例，20 世纪 60 年代早期到 2000 年间，成年国民平均体重增加了 11 千克，虽然平均身高增加了 2.5 厘米，但体质指数从 25 左右上升到了 28 左右，说明多出的指数不是身高带来的，而是多了一身肉。

如今全球范围内，肥胖人口（不是超重，就是肥胖）多于体重未达标人口，按照这样的趋势，到 2025 年，全球所有成年人中肥胖人口占比将高达 20%。最严重的肥胖问题，将出现在某些新兴国家，比如在汤加，成年人中有一半是肥胖者（不是单纯的超重，而是肥胖），科威特、利比亚、卡塔尔和萨摩亚等国的肥胖人口比例也不容乐观。

但是如果只看肥胖人口数量，还是工业化国家的问题最严重，工业化国家有自己的问题：在英国，平均每天有两个人因为困在家里出不来，需要向消防员和医护人员求助，有时需要破窗或破门才能把他们弄出来。

表 18.2　2012 年超重或肥胖人口占比排名前五的工业化国家（单位：%）

国家	超重	肥胖	超重＋肥胖
墨西哥	39.5	30.0	69.5
美国	33.3	35.9	69.2
英国	36.7	26.1	62.8
澳大利亚	36.7	24.6	61.2
加拿大	35.8	24.2	60.0

由于心脏病和中风发作的风险提升，仅在美国，肥胖导致每年大约 30 万人死亡，仅次于烟草带来的死亡人数，每年消耗的医疗费用高达 1,470 亿美元。在英国，据从事咨询管理业务的麦肯锡公司估计，在医疗保健和生产力方面，2012 年英国因肥胖问题损失了 470 亿英镑（约合 700 亿美元，占全国 GDP 3%），在自损型负担（人类自身造成的负担）领域排名第二，仅次于烟草。据麦肯锡公司估计，全球范围内，肥胖在自损型负担领域排名第三，排在它前面的是烟草（占全球 GDP 2.9%）和武装暴力 / 战争 / 恐怖主义（占全球 GDP 2.8%）。

并不是所有国家都进入了工业化发展阶段，可悲的是，在全球范围内，体重不达标问题依然存在（全球有 20% 的儿童体重不达标）。我们面临着一个矛盾，新兴国家的经济得到发展之后，国民从吃不饱迅速转向暴饮暴食，不会出现处于中间的过渡期。

2 型糖尿病的流行病学概况

糖尿病展现出了与肥胖症相似的发展趋势。2012 年，美国有 2,910 万人确诊糖尿病，另外还有大约 800 万人未经医生确诊（很多早期糖尿病患者没有确诊），也就是说糖尿病患者占总人口的 9.3%。2010 年的时候，还"只"有 2,580 万人确诊糖尿病，两年时间，发病率从 8.3% 上升到了 9.3%。1960 年的时候，糖尿病患者数量还不到美国总人口的 1%。

在美国，糖尿病已成为第七大死因：2010 年，234,051 名死者的死亡证明将糖尿病列为根本死因或死亡诱因，当年总死亡人数为 2,215,458。据美国糖尿病协会统计，2012 年经确诊的糖尿病，造成总计 2.45 亿美元损失（其中 1.76 亿美元为医疗费用，0.69 亿美元为生产力损失）。由于美国人越来越长寿（年龄越大，糖尿病的发病率越高），再加上美国人口中盎格鲁 - 撒克逊人占比越来越低（很多族群比盎格鲁 - 撒克逊人更容易患上糖尿病），而且美国人活动量一直不够（运动有助于预防糖尿病），还有就是美国人在过度饮食的问题上没有任何改善，因此美国疾病控制与预防中心（Centers for Disease Control and Prevention）推测，到 2050 年，确诊糖尿病的美国人将达到总人口的 20% 到 33%。美国的情况令人担忧，以至于奥巴马总统在 2010 年 10 月 29 日宣布，11 月为"全国糖尿病月"，他和夫人米歇尔呼吁国民加强锻炼。

糖尿病也是英国面临的一大难题。2016 年，英国糖尿病协会通报，全国有 405 万人受糖尿病困扰（占总人口的 6%，据估计，还有 549,000 人未经确诊），平均每年约有 24,000 人因此早逝，年度资金损失 140 亿英镑，约占国家健康服务预算的 10%。但是未来会更糟，据英国糖尿病协会统计，在下一个十年里，2 型糖尿病患者数量将急剧增加。

和肥胖症一样，糖尿病会影响国民的身体健康，无论是正进入工业化的国家，还是已经完成工业化的国家：2012 年世卫组织发现，糖尿病已成为全球第八大死因。当今世界最令人开心的是，全球财富快速增长，尤其是之前的贫穷地区，但是就像苹果中的蛀虫，伴随世界经济发展的是快速增长的糖尿病发病率。用世卫组织的话说："2012 年，糖尿病造成 150 万人死亡（占总死亡人数的 2.7%），这个数字在 2000 年的时候还是 100 万人（占总死亡人数的 2.0%）。"

据国际糖尿病联盟估计，到 2030 年，全球范围内将有 4.38 亿糖尿病患者（2010 年的时候是 2.85 亿），全球形势令人担忧。2006 年 12 月 20 日，联合国大会将 11 月 14 日定为"世界糖尿病日"。

过度饮食的流行病学概况

肥胖症和糖尿病发病率在短时间内急剧上升，肯定不能归因于基因改变——基因改变要经过几代人才能表达出来。这种增长一定是环境造成的，最显而易见的原因就是过度饮食。若以西方艺术品所展现的内容作为证据，过去 1,000 多年来，过度饮食的情况似乎在加速恶化。长久以来，《最后的晚餐》的标志性主题一直是画家们愿意创作的。2010 年，美国康奈尔大学食品与品牌实验室的研究人员布莱恩·万辛克（Brian Wansink），和美国弗吉尼亚卫斯理学院教授宗教研究课程的克雷格·万辛克（Craig Wansink）两兄弟，联合在《国际肥胖杂志》（*International Journal of Obesity*）上发表了一篇文章，对公元 1000 年到公元 2000 年间创作的 52 幅《最后的晚餐》中描绘的食物大小进行梳理，发现在过去的 1,000 年里，单份食物的尺寸增加了 69%，餐盘的尺寸增加了 66%，随餐面包的尺寸增加了 23%。

一些艺术史学家对万辛克兄弟的研究提出批评，认为这些画作提供的证据可以有不同的解读，尽管如此，布莱恩·万辛克还是断言："在过去的 1,000 年，食品的生产、供应、安全性、丰富程度，以及可负担程度，都得到了大幅提升。"结论就是，我们吃得比以前多。他的结论当然是正确的。

美国的过度饮食情况

美国疾病控制与预防中心通报称，1971 年到 2000 年近 30 年间，美国女性每日摄入的卡路里平均上涨 22%，从每天 1,542 卡路里升至 1,877 卡路里（活动量少的中年女性，参考值是每天 1,600—1,800 卡路里）；男性每日摄入的卡路里平均上涨 7%，从每天 2,450 卡路里升至 2,618 卡路里（活动量少的中年男性，参考值是每天 2,000—2,200 卡路里）。因此我们会发现，大量美国人存在卡路里摄入超标问题。

中国大连的周士胜博士，通过查阅美国 1950 年到 2005 年的数据发现，这 55 年间，肥胖症人数的增长（从总人口的 14% 上升到了 33%）与卡路里摄入量增加密切相关。相应地，卡路里摄入量的增加与碳水化合物的摄入量有关。与此同时，人们听信相关官方机构对健康的建议，降低了对肉类中动物脂肪和胆固醇的摄入（图 18）。实际上，根据周博士的论文，很难不得出这样的结论：影响美国糖尿病和肥胖症发病率高低的，是碳水

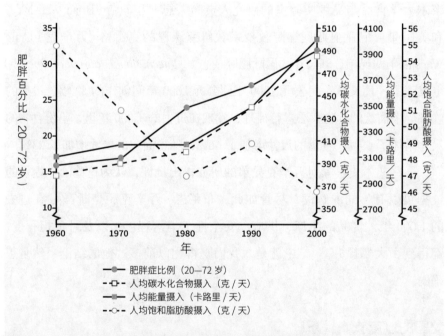

图 18｜1960—2000 年美国肥胖症和不同食物摄入量

1960 年到 2000 年间，美国人遵循官方饮食建议，脂肪摄入量下降，碳水化合物摄入量升高，这种变化趋势与肥胖症和糖尿病发病率升高基本吻合。

化合物，而不是脂肪。周博士认为，就糖尿病和肥胖症而言，往食品中添加的烟酸，比碳水化合物本身还要罪大恶极。我觉得不大可能，但是公平起见，特此提及。

饮食中的碳水化合物导致肥胖和糖尿病，其中有一系列机制在发挥作用，稍后再讨论。我要提醒大家，1980 年前后，美国超重和肥胖人口的增长速度加快了，我们不禁要问，这个时候发生了什么？这当然是一个复杂的课题，但是 1977 年美国联邦政府首次发表支持碳水的健康信息，这肯定不是巧合，我们还可以找到其他影响因素，比如：

- 食品价格下跌
- 加工食品和汉堡战争
- 低脂零食效应
- 少食多餐和早餐
- 文化
- 市场
- 肥胖羞辱
- 对肥胖的否认
- 运动
- 澳大利亚和英国的悖论

食品价格下跌

食品价格越来越低廉。1900 年的美国，家庭收入的 43% 要用于食品开销，到了 2003 年，下跌到了 13%。可惜在全球范围内，水果、蔬菜这类健康食品的价格不断上涨，下跌的是加工食品的价格。例如在英国，1980 年到 2012 年间，新鲜绿色蔬菜的价格上涨了 199%，冰激凌的价格下跌至过去的一半。

在巴西、中国、墨西哥和韩国，1980 年到 2012 年间，水果和蔬菜的价格上涨了 99%，加工食品和方便食品的价格下跌了 20%。

加工食品和汉堡战争

艾瑞克·施罗瑟（Eric Schlosser）在 2001 年出版过一本名为《快餐国家》（*Fast Food Nation*）的著作，读过这本书的人都知道，快餐、垃圾食品和加工食品对人体有害。巴西圣保罗大学的卡洛斯·蒙泰罗（Carlos Monteiro）指出："超加工食品和饮料的生产和消费急剧增加，自 20 世纪 80 年代开始上升趋势尤为显著……包括美国和英国在内的高收入国家摄入的大部分卡路里都来源于此类商品。"

汉堡包是最常见的加工食品之一，20 世纪 70 年代末、80 年代初，发生了一场所谓的"汉堡战争"，麦当劳、汉堡王、温蒂汉堡和其他品牌用他们的快餐对全人类实施了地毯式轰炸。快餐不仅本身不健康，还会让人兴奋，和某些调节情绪的成瘾性化学物质对人产生的刺激没多大区别。事实正如迈克尔·莫斯（Michael Moss）在其 2013 年出版的《盐糖脂：食品巨头是如何操纵我们的》（*Salt Sugar Fat : How the Food Giants Hooked Us*）一书中所述，快餐、垃圾食品和加工食品，全都是以集中我们的"满足点"为目标，精心设计过的。消费者谈起这类食品的时候，也和成瘾者一样：在 2004 年的纪录片《大号的我》（*Super Size Me*）中，摩根·斯普尔洛克（Morgan Spurlock）在一个时间点说，连续 18 天只吃麦当劳，他"感觉特别糟糕……恶心，不开心……现在他开始正常吃东西，感觉很棒"。

还出现过所谓的可乐等软饮料战争，这些饮料让人们直接从糖中疯狂摄入毫无营养的卡路里，儿童消费需求的提升给这些战争添了一把火。一种特殊的碳水化合物，名为高果糖谷物糖浆，其消费量在 1970 年到 1990 年间显著提升，这或许并非巧合。

低脂零食效应

所谓的低脂零食效应，是美国营养学家提出的。美国有一个叫作"Snackwells"的饼干品牌，受当时的公众健康信息影响，生产的饼干中不含脂肪。但是为了保持口感，其中添加了很多糖。以零脂肪为噱头的市场营销，让很多消费者以为他们吃的是健康饼干，因此导致糖分摄入量大幅增加。

1980 年前后，有一件事发生了变化，即进食频率。以前我们听到的观点是两餐之间不进食，但是美国北卡罗来纳大学的营养学教授巴里·波普金（Barry Popkin）和基亚·达菲（Kiyah Duffey）在 1977 年对大约 36,000人展开研究，在接下来的 25 年，发现每个成年人每天的"进食次数"（正餐和加餐）平均值从 3.5 增加到了 5，两餐间隔从 4.5 小时降低为 3.5 小时。现在人们整天嘴都不闲着，波普金和达菲不赞成这种习惯，因为他们发现，一个人进食越频繁，摄入的食物总量越多。

波普金和达菲知道有些权威人士或组织机构鼓励少食多餐，但是他们发现这些鼓励多餐的调查研究，有很多设计得不够完善，实际上大量证据表明，禁食、少食对健康更有好处。对于让糖尿病患者增加进食频率的建议，波普金和达菲尤其反对，批评说："对于糖尿病，存在一种非官方的共识，认为一整天均匀进食比一天吃几次有规律的正餐更健康，但是几乎没有正式研究为此提供支持。"捷克查理大学的汉娜·卡列奥娃（Hana Kahleova）博士证实了波普金和达菲的质疑，发现一天只吃两餐对 2 型糖尿病患者更有好处。

少食多餐和早餐

根据波普金和达菲的研究，该对早餐做出怎样的评价，显而易见。2015 年 12 月 1 日，记者罗伯特·克兰普顿（Robert Crampton）在《泰晤士报》上撰文称：

> 早餐的问题在于……它不是在帮你为一天的工作生活做好准备，反而像是按下一个开关，接下来的进食就此启动。早餐卫士们辩称，吃早餐能防止一个人在上午的时候总是时不时地吃点东西。我自身的经验与此相反：早上8点吃一碗燕麦粥，11点的时候更想抓一包薯片吃，8点什么都不吃反而不会……早餐会让你陷入一种类似于贪婪的情绪。让心无杂念的时间维持得越久越好。

关于早餐让我们陷入贪婪情绪的生物化学机制，稍后再讨论，我们继续看克兰普顿的文章，他对谷物早餐颇有研究。他在一篇题为《早餐：一天中最危险的一餐》（Breakfast: it's the most dangerous meal of the day）的文章中写道："大多数谷物早餐中都含有大量糖分（没有别的意思，看到这句话我脑子里就出现了糖泡芙）……至于果汁……我只想说，我的孩子们小时候和他们那些总喝果汁的小伙伴们，全都没少去牙医诊所。"

文化

少食多餐这件事，反映了一种文化的变迁，文化确实发生了改变。有时文化变迁会受技术发展的影响。德芙拉·墨菲（Dervla Murphy）在1968年出版了一本有趣的著作，名为《和一头骡子在埃塞俄比亚》（*In Ethiopia With a Mule*），她在书中写道：

> 我小跑着下山时，想到如今这个机器时代，剥夺了西方人在各个领域的经验，这可能会带来危险，直到最近，这些经验还是全人类共有的。如今太多人无法获得基本的感官满足，比如在剧烈运动后休息，突然摆脱酷热或严寒获得瞬间的舒爽，在

> 饥肠辘辘时进食，在口渴难耐时喝水，这些都是上帝创造的最珍贵的东西。

当自我放纵成为一种文化之后，保守派会跳出来反对。大约两千年前，色诺芬（Xenophon）在他的纪念文集《回忆苏格拉底》（*Memorabilia*）中，引用苏格拉底的话，说女神宁芙（Nymph）斥责赫拉克勒斯（Hercules）："未饥先食，未渴便饮，为吃得开心聘请厨师，为喝得痛快购买贵酒……为愉悦自己与年幼男女欢爱……"

市场

有时，是市场引发了文化层面的变化。尤瓦尔·赫拉利（Y.N. Harari）在 2014 年出版的《人类简史》（*A Brief History of Humankind*）中，指责市场应该为当今的消费主义负责：

> 历史上，多数人生活在资源匮乏的环境中。因此，节俭成为他们的座右铭……一个好人会远离奢华，从不丢弃食物，裤子破了要缝缝补补……
>
> 但是消费主义认为，多消费商品和享受服务是好事。它鼓励人们……通过消费慢慢杀死自己……看一眼麦片盒子后面的说明书就知道了。我最喜欢的谷物早餐之一，是一家以色列公司生产的，下面这段话是从产品包装上摘抄的：
>
> > 有时，你需要犒赏自己……当你需要控制体重，当你马上想吃点东西时！泰尔玛为你奉上……吃过不会后悔。

历史上的大多数时间，人们可能不会被这些文字吸引，反而
会觉得反感。人们会觉得这些想法自私、堕落、道德败坏。

市场无疑在鼓励我们多吃。人们常说，二战期间，食物配给让英国人
变得更健康（从数据上来看，我认为更准确的说法应该是：食物配给没
有让英国人的健康恶化），按照现在的标准，战争期间的食物供应是不够
的。1943 年，一个成年人，每周的肉蛋供应量是一个鸡蛋、最多 450 克肉、
1419 毫升牛奶、113 克培根 / 火腿，以及 85—113 克奶酪。

如今，是市场在催着我们吃东西。2016 年 4 月 8 日，牛津大学饮食与
人口健康专业的苏珊·杰布（Susan Jebb）教授对《泰晤士报》表示，所
有肥胖者都渴望减肥，但他们变胖不是因为"意志崩溃"，而是因为基因，
以及具有侵略性的市场营销（所有电视广告都在利用这段空暇时间诱惑观
众），轻易就能获得价格低廉的食品（每个城市的中心都满是各种各样的
快餐店）。杰布教授继续说道："有时候，你需要付出超人般的努力，才能
减少自己的食物摄入。这是你的错吗？我不这么认为。"

就像我们前面讨论过的，体重在很大程度上是由基因决定的。英国剑
桥大学的一个研究小组发现，超重的人遇到自助餐时，很难控制自己不大
吃特吃，研究人员将这种行为与大脑两个部位功能薄弱联系到了一起，研
究人员因此认为，超重或许是由神经系统决定的（这也说明，通过清空冰
箱里的食物达到节食目的的老把戏或许没那么愚蠢）。本着生物决定论的
精神，2014 年，欧洲法院在"劳工诉丹麦政府"一案中判定，肥胖是一种
残疾，歧视肥胖者违法。用案件原告的话说，即"肥胖不是一种可以自由
选择的生活方式，我生来就是如此"。

肥胖羞辱

营养学家认为，肥胖羞辱不会起作用。例如，2014 年伦敦大学一项对 3,000 名成年人展开的研究显示，其中 150 人遭受过以下歧视：

- 饭店、商店、医院或医生的服务态度较差
- 人们会把他们当成傻子看待，并通过一些行为表现出来
- 被骚扰、威胁，不被尊重，或遭受过不礼貌的对待

其间，这些人与没遭受过这种对待的人相比，体重增加得更多。对此，《每日邮报》在 2014 年 9 月 11 日报道称，"告诉某人他是胖子，会让他吃得更多"；《每日电讯报》（*The Daily Telegraph*）也表示，"肥胖羞辱会让一个人吃得更多"。

但是研究论文只描述了一种相关性，而且因果关系可能相反，即或许只有那些变胖的人才会受到羞辱。因此，肥胖羞辱很可能适得其反，我们需要用更具批判性的眼光看待相关证据。

对肥胖的否认

对肥胖的否认广泛存在。2012 年英国一项针对 657 位肥胖者进行的调查显示，只有 34% 的女性以及 23% 的男性承认他们确实"肥胖或体重严重超标"。父母否认孩子肥胖也是真实存在的现象。2012 年英国一项针对 369 位体重严重超标或肥胖儿童的家长所做的调查显示，其中只有 4 位家长承认他们的孩子存在超重或肥胖问题。

美国的状况和英国类似，一项针对 3,000 位家长所做的调查显示，95% 的超重儿童家长认为自己的孩子体重正常，78% 的肥胖儿童家长认为他们的孩子体重正常。

奇玛曼达·恩戈兹·阿迪契（Chimamanda Ngozi Adichie）在她2013年出版的小说《美国佬》（*Americanah*）中，捕捉到了人们潜意识里对肥胖的否认态度：

> "胖"在美国是个贬义词，和"蠢"或者"私生子"这类词汇一样，带有某种道德审判的意味，不像"矮"或者"高"只是单纯的客观描述。因此，她把"胖"这个字从词典里抠掉了。但是去年冬天，"胖"在离开13年后，重新找上了她。当时她在超市买了一大袋玉米片，正在付款，排在她后面的一个男人嘟囔着抱怨，"胖子没必要吃那玩意儿"。她瞥了那人一眼，感到有些惊讶，还有几分不快，心想这倒是个完美的博客文章素材，这个陌生人怎么就判定她是个胖子了呢？她会给文章打上"种族、性别和体形"的标签。但是回到家之后，她站在镜子前面，看到镜中真实的自己，才意识到衣服最近有点紧了，大腿内侧也总感到摩擦，身上有好几个地方的肉，随着运动而颤动，自己对这些已经忽视很长时间了。她是胖子，没错。

运动

在过去的十几年里，生活在工业化国家的人身体活动越来越少。这种减少不是因为娱乐性活动减少，实际上越来越多的人出入健身房、体育场，娱乐性活动也逐渐变多。但是我们日常活动消耗的能量骤降，比如越来越多的人选择开车出行，走路的人少了，各种家电，如洗衣机、部分厨房电器等分担了大量家务劳动。这导致人们在每天的日常生活中，消耗的卡路里比100多年前少了500—1,000卡路里。

随着服务业逐渐取代农业和工业，人们的工作也变得不那么需要体力了。甚至有人做过计算，每小时花费两分钟发邮件与花费两分钟走过去和同事面谈相比，每十年体重会增加 5 千克。我马上重新开始运动。

澳大利亚和英国的悖论

由于营养学研究由美国相关研究者主导，因此人们倾向于将美国的执行标准视作糖尿病的"标准"。但是 2011 年悉尼大学营养学家珍妮·布兰德－米勒（Jennie Brand-Miller）撰写了一篇惊人的文章，题目是《澳大利亚悖论：超重和肥胖增加的同时，糖摄入量显著降低》（The Australian paradox: A substantial decline in sugar intake over the same timeframe that overweight and obesity have increased），其中确认了 1980 年到 2003 年间，美国、英国和澳大利亚肥胖人群显著增加。但是在这期间美国人的糖摄入量平均增加了 23%，澳大利亚人则减少了 16%，英国人减少了 5%。

这个意料之外的发现（就像过去我们"知道"脂肪会导致肥胖一样，我们全都"知道"糖也会导致肥胖）又是一个有力的证据，说明公众健康的头号敌人，是包含胰岛素抵抗在内的代谢综合征，而不是糖。但是，当时某些批评者因为布兰德－米勒的研究，批评她学术不端：想了解一个人真正吃了多少食物，是一件非常困难的事。因为：

- 由于人们总是低估自己的进食量，因此无法准确报告自己的食物摄入量
- 很多食物被浪费掉了，生产商提供的数据只能大概做个参考

因此，批评者认为布兰德－米勒使用的数据不准确。当然，后来她洗清了学术不端的罪名，而且并非只有她一个人得出了该结论：英国心脏基金会（British Heart Foundation）连续多年通报称，英国人的平均食物摄入量下降。1975 年到 2010 年间：

- 日均卡路里摄入量从 2,498 下降到了 2,035
- 日均脂肪摄入量从 112 克下降到了 84 克

2000 年到 2010 年间：

- 日均糖摄入量从 131 克下降到了 116 克
- 其他高碳水食物的摄入量也在下降

1942 年到 2010 年间：

- 面包的平均摄入量从每周 1,718 克下降至 634 克
- 马铃薯的平均摄入量从每周 1,877 克下降至 501 克

英国下议院（British House of Commons）这样的严肃组织也在努力解读这些数据（我们怎么吃得少了反而变胖了？），下议院的健康委员会引述了杰出研究者的建议："关于肥胖增加与食物摄入量下降同时发生的悖论，只有一种解释，那就是能量消耗的速度比能量摄入的速度下降得快。"

但是对于这组数字，还有第二种解读，英国心脏基金会报告称，我们有以下变化：

1950 年和 2009 年相比：

- 英国人每周饮用的果汁分量从 7 毫升增加到了 300 毫升

1942 年和 2010 年相比：

- 英国人每周食用的谷物早餐分量从 23 克增加到了 133 克

那么，我们是在什么时间段摄入果汁和谷物早餐的呢?

一些好消息

或许是因为英国人的食物摄入量有所下降，又或许是因为越来越多的人开始不吃早餐，超重和肥胖人口的增长速度似乎也呈现出趋于平稳的态势。伦敦国王学院的一个研究小组对大约 37 万名儿童进行研究后发现，1994 年至 2003 年间，超重和肥胖儿童的发病率从四分之一上升到了三分之一，但在接下来的十年，即 2004 年至 2013 年，仅增加了 0.5%。

由于儿童超重及肥胖与成人超重及肥胖之间存在相关性，但愿前述体重持续稳定的儿童也能变成体重稳定的成年人，不过，相信英国三分之二的成年人超重或肥胖这种局面之后会得到改善。

总结

借用纳西姆·塔勒布（Nassim Taleb）的专业术语，人体不是反脆弱的，而是脆弱的，我担心全世界都在辜负它：食欲背叛它，食品生产商引诱它，政府发表误导性的相关指南，学术界抓着过时的原则不放。最可恶的是，我们被鼓动着吃一顿没必要没意义的饭——早餐，而吃早餐只会增加我们的卡路里和碳水化合物摄入量。反过来，这又会导致代谢综合征的胰岛素抵抗。

体质指数论战

美国疾病控制与预防中心的弗雷格尔（Flegal）博士，是第一个指出美国超重和肥胖人口在 1980 年前后增速加快的人。2005 年她又扔出了另一个重磅炸弹，她对约 25,000 人进行了长达 20 年的调查，发现超重人群（体质指数在 25—30）的死亡率并没有增加。除了弗雷格尔博士，至少还有两个研究小组也发现超重（相对于肥胖而言）似乎不再具有危险性。但是，对体质指数的定义怎么变了呢？

大多数体质指数研究者不认同弗雷格尔的观点。2013 年 1 月 1 日，哈佛大学公共卫生学院营养学专业的领头人沃尔特·威利特（Walter Willett）博士对《今日美国》（USA Today）表示，弗雷格尔的研究是"纯粹的垃圾"，因为她使用的方法是错误的。他在美国全国公共广播电台重申了该观点："这项研究真的就是一堆垃圾，任何人都不应该浪费时间去读它。"威利特，请不要就此打住，把你的真实想法告诉我们（他的真实想法是，弗雷格尔没有考虑因吸烟、年龄，以及疾病导致的体重减轻这些影响因素）。一场在哈佛大学召开的研讨会直接否定了弗雷格尔的研究，因为她遗漏了关键数据。

另一方面，弗雷格尔认为，血脂和高血压治疗方法的改进，降低了超重的风险，也降低了超重者和肥胖者的死亡率。美国每年因超重和肥胖死亡的人数，从 30 万左右降低至 11 万左右。此外，她还认为，科学家们有意掩盖了一些不受欢迎的发现："系统评价类的研究解读，可能会受到出版偏见的影响。关于超重或肥胖与死亡率之间没有关系或关系不大的研究，有时只会顺带提到结论，却不提供研究细节。"

弗雷格尔和威利特之间的公开辩论很惊人，但也有些研究者认为，或许他们都是对的——在"肥胖悖论"中，有些研究者认为，脂肪可能对人有益，同时可能对人有害。

肥胖悖论

所有人都认同肥胖会导致 2 型糖尿病、心血管疾病和癌症，弗雷格尔也不例外。既然体质指数增加会让你患上这些疾病，显然改变体质指数也能拯救你。苏格兰曾对 4,880 位做过血管成形术的患者展开研究，发现与体重正常者和肥胖者相比，超重者从手术中存活下来的可能性更高。

因此，超重可能会诱发心脏疾病，但是一旦患上心脏疾病，肥胖又能帮助患者存活下来。这实际上是矛盾的，甚至对脂肪不持友好态度的英国心脏基金会，也在一项初步研究中报告称：

脂肪有助于战胜心脏病

血管周围的脂肪能帮助人体战胜心脏病，降低心脏病发作的风险……该结果或许能解释一个医学之谜：体质指数高，也就是肥胖者，在心脏病发作后，存活时间可能更长……脂肪释放的化学物质能减轻氧化应激，有助于预防冠心病。

因此，当温莎公爵爱德华八世的夫人华里丝·辛普森（Wallis Simpson）说"人永远不会嫌自己太瘦，也不会嫌自己太富"时，这句话或许只说对了一半。一位英国模特凯特·摩丝（Kate Moss）说，"没有任何一种感觉，比纤瘦的感觉更让人觉得美好"，她说这话的时候可能没有充分考虑到体形偏瘦的人在血管成形术后的存活率。

弗雷格尔和威利特之间的论战，展现了营养学研究的复杂程度。哈佛大学和美国疾病控制与预防中心是全世界最受推崇的研究机构，但是在这个最简单也最重要的问题上，二者却没能达成共识。矛盾的数据还在不断出现，比如，丹麦的一项调查声称，高体质指数的人减重后的死亡率高于不减重人的死亡率。

有时，我会觉得自己永远也无法厘清这些相互矛盾的数据，但是即便如此，我认为大量证据表明，最健康的体质指数确实是18.5—25，与我们习用的标准范围一致；肥胖的人应该节制饮食，将体重减至正常范围内，只要他们能认真锻炼，同时摄入蛋白质保持肌肉质量即可。

19 现代瘟疫：胰岛素抵抗
Insulin-resistance, the modern plague

如果暴饮暴食只会导致超重和肥胖，那我们还会在乎吗？拖着一身肉四处活动确实令人厌烦，还会给我们的关节造成压力，但是不会危及生命。可惜，体重增加是暴饮暴食带来的危害中最不值一提的。最大的危害是胰岛素抵抗，足以害死三分之一的人类。

奇怪的是，尽管75年前我们就知道大多数2型糖尿病患者都是肥胖或超重者，也知道很多肥胖和超重者都会患上糖尿病，还知道肥胖者和2型糖尿病患者一样，血液中的胰岛素浓度更高，但是几乎没有人听说过胰岛素抵抗。胰岛素抵抗的死亡率，已经可以和1346年到1353年间的黑死病死亡率相提并论了。无可否认，胰岛素抵抗致命的速度不会像鼠疫耶尔森氏菌那样迅速，但确实能致人死亡，可谓是现代瘟疫。

可是，胰岛素抵抗似乎鲜为人知。这样一个无名之辈真的会引发严重后果吗？在小说《旧地重游》（*Brideshead Revisited*）中，卡拉提到马奇曼侯爵的死因时说，"心脏出了状况，确切的病名很长"。我们中的许多人，确实会死于一个没什么人听说过的病症。人类曾经有过这样的经历，鼠疫耶尔森氏菌之类的细菌也曾寂寂无闻：巴斯德（Pasteur）曾努力说服人们，微小的病菌会让整个人陷入病痛的折磨。今天人们同样需要被说服，最终认识到胰岛素抵抗同样危险。当我们开始像现在看待未经巴氏杀菌的牛奶那样，去看待谷物早餐和橙汁时，我们才能在通往健康的道路上取得重大突破。

产生胰岛素抵抗

人们过度进食，尤其是摄入的碳水化合物太多，导致超量分泌的胰岛素进入血液循环，这就是胰岛素抵抗成为当代流行病的关键所在。

现在我们要谈谈问题的核心了。葡萄糖是水溶性分子，因此无法通过油性的细胞膜。如果胰岛素要调节细胞功能（如引导细胞吸收葡萄糖），就必须解决葡萄糖无法进入细胞的问题，方法是让胰岛素与细胞膜表面的特定受体相结合。因此，当胰岛素与该受体结合时，受体——而不是胰岛素本身——向细胞内部传递信息，继而激活葡萄糖通道，以及代谢葡萄糖的其他细胞机制。造成这么多人死亡的问题就在于：当受体因过度接触激素而受到过度刺激时，反应反而会减弱。类似于受体以及受体做出的反应，以罢工的形式保护自身因过度反应受到伤害。这就好像受体是孩子，如果父母总是大喊大叫，他们就会学着忽略这些喊叫声。

这就是胰岛素遇到的问题。美国得克萨斯州糖尿病研究所的拉尔夫·德弗罗佐（Ralph DeFronzo）教授指出，当胰岛素浓度长时间呈上升趋势时，就算上升的幅度不大，只是处于正常范围内偏高的位置，细胞很快就会对胰岛素产生抵抗。细胞会减弱对胰岛素的反应程度，比如对胰岛素罢工，就像忽略父母喊叫的孩子。

理论上讲，胰岛素受体的主人（即你和我）应该减少进食，来回应这场罢工，例如脂肪细胞在面对过度进食的时候，会通过分泌一种被称为瘦素的激素，来阻止我们过度进食，因为瘦素能抑制食欲。但是我们都知道，我们吃东西并非单纯为了满足身体的进食欲望，还为了满足社会性和心理性的进食欲望，社会信号会让瘦素无法发挥作用。

因此，如果过度进食者继续大吃大喝，胰岛出于无奈只能通过释放更多胰岛素对抗受体罢工，将血糖水平维持在低位（最起码一开始还能做到）。于是在胰岛努力维持血糖水平的同时，过度进食者也就此走上了胰岛素抵抗的道路。

总结一下通往胰岛素抵抗之路的几个阶段：

1. 过度饮食，尤其是摄入过多碳水化合物
2. 过量的葡萄糖进入血液
3. 分泌大量的胰岛素进入血液
4. 起初胰岛素成功将过量的葡萄糖导入细胞
5. 胰岛素浓度升高，导致细胞开始抵抗胰岛素
6. 胰岛分泌更多胰岛素，至少一开始足以克服胰岛素抵抗：胰岛素浓度升高，但血糖依然维持在正常水平

有些胰岛素抵抗或许有用

我们的生理机制并不愚蠢，是出于实用目的，才演化出胰岛素抵抗的。两位杰出的糖尿病学家曾经说过："处于胰岛素抵抗状态时，血糖转运受阻，但是相对保留了胰岛素抗脂肪分解作用（促脂肪累积）的敏感性，结果就是脂肪储备得以维持或增加。"换句话说，我们的演化是为了适应饱一顿饿一顿的环境，当我们大吃大喝时，会产生胰岛素抵抗，将过量的葡萄糖转移成脂肪储备，从生物学的角度来看，是很有道理的。只有当我们已经不知饥饿为何物时，胰岛素抵抗持续存在，才会成为问题。

前驱糖尿病

一个人血液中的胰岛素浓度升高，会唤醒更高强度的胰岛素抵抗，进而陷入恶性循环：胰岛素抵抗更强导致胰岛素浓度更高，进一步激发胰岛

素抵抗。抵抗的步步强化最终都会转到胰岛素分泌上去，尽管胰岛素已经非常多了，还是无法让血液中的葡萄糖水平降下来，然后血糖值就会超出正常范围。可惜，就像画家霍加斯（Willian Hogarth）要在油画《浪子生涯》（*Rake's Progress*）系列中多加一幅画，我们也不得不给胰岛素抵抗之路，加上第七个阶段：

7. 由于胰岛素浓度不断升高，细胞对胰岛素的抵抗不断加强，最终导致血糖值开始升高

这种状况有一个专门的名称，即前驱糖尿病，这个名字多少有点误导性，让人以为前驱糖尿病只是比糖尿病先兆严重一点的症状，但实际情况比这严重得多：表现出胰岛素浓度升高症状的前驱糖尿病，是个杀人如麻的恶徒。前驱糖尿病患者数量庞大。2012 年，美国罹患前驱糖尿病的成年人多达 8,600 万，约占总人数的 37%；其中 65 岁以上（包括 65 岁）群体的比例更是高达 51%。英国的情况和美国差不多，2011 年的数据显示，前驱糖尿病患者占成年人总人数的 35%（其中 49% 的患者年龄超过 40 岁）。但是英国发病率的增速比美国快，2003 年的时候，前驱糖尿病患者还只占英国总人口的 12%。

胰岛功能衰退

（有些情况下）前驱糖尿病会发展成糖尿病：前驱糖尿病是一种胰岛素抵抗状态，半数的老年人都会受此影响，虽然取了这样一个具有误导性的名字，但是并非所有前驱糖尿病都会发展成 2 型糖尿病。只有当胰岛素抵抗以及胰岛功能衰退同时发生时，才能诊断为 2 型糖尿病。如果一个人的胰岛功能十分强健，那么能一直维持在前驱糖尿病状态。但是那些胰岛功能较弱的人，出现胰岛素抵抗时，就会发展成 2 型糖尿病；他们的胰岛由于长时间高负荷工作，开始出现损伤，胰岛素的分泌也逐渐降低，于是血糖浓度会上升至糖尿病的范围。

胰岛功能较弱的这类人，从出现胰岛素抵抗发展到 2 型糖尿病，通常需要 10 到 20 年时间，所以说胰岛已经尽力了。尽管如此，这些人的胰岛素水平最终还是会从先前的超高值开始下跌，血糖浓度因此开始从前驱糖尿病的范围升高至糖尿病的范围。因此，我们不得不悲哀地给胰岛素抵抗之路加上最后一个阶段：

8. 如果胰岛开始衰竭，它分泌的胰岛素就会减少，血液循环中的葡萄糖会升高至糖尿病的范围

请记住，虽然糖尿病患者血糖浓度升高对他们来说是危险的，但是对于一般大众来说，胰岛素抵抗和前驱糖尿病导致的胰岛素值升高，也堪称杀人如麻的隐秘杀手。

专 栏

2 型糖尿病

本书的主题是，早餐会加重胰岛素抵抗。本书并非只聚焦于 2 型糖尿病，因此我会在这里把需要了解的少量关键事实列举出来。

2 型糖尿病的病因是什么

2 型糖尿病的发病具有家族性，因此我们知道它是一种遗传性疾病。我们还知道过度饮食会导致 2 型糖尿病，那么其中的发病机制是什么样的呢？

过度饮食和 2 型糖尿病之间的关系，与吸烟和肺癌之间的关系类似：如果我们不吸烟，就只有很少的人会得肺癌；同样，如果我们不过度饮食，也就只有少数人会得 2 型糖尿病。但是，并非每一个吸烟的人都会得肺癌，也不是每一个过度饮食的人都会得 2 型糖尿病。过度饮食之外还附带遗传了易患糖尿病的基因，才会让人罹患 2 型糖尿病。

我们知道导致 2 型糖尿病的基因变种至少有 40 个，我们不知道它们是如何让我们得病的，但是我们已经掌握了至少 3 个主要缺陷，即遗传性胰岛素抵抗、胰岛衰竭和脂肪胰。

遗传性胰岛素抵抗

2003 年，波兰一个研究小组发现了一个遗传性缺陷。研究小组招募了 34 位身形苗条的健康参与者，其中 17 位有患 2 型糖尿病的近亲属，17 位没有患该病的近亲属（他们有很多亲属，但无一是 2 型糖尿病患者）。两组参与者的指标如下：

· 空腹血糖值正常
· 糖化血红蛋白值正常
· 葡萄糖耐量试验正常

因此，正常就医的情况下，他们的诊断结果都是健康状态。但是，当研究小组检测他们血液里的胰岛素时，发现那些有患糖尿病的近亲属的参与者，会出现胰岛素浓度显著提升的状况。这就说明，这些人的胰岛素抵抗是天生的，只要稍微过度饮食，就会让他们变成前驱糖尿病患者，进而发展成真正的糖尿病。

胰岛衰竭

胰岛衰竭是另外一部分基因主导的。美国得克萨斯州的拉尔夫·德弗罗佐教授发现，当他给健康的参与者注入游离脂肪酸时，他们的胰岛素浓度会升高；但是当他给那些有 2 型糖尿病近亲属的健康参与者注入游离脂肪酸时，他们的胰岛素浓度会下降。

因此，2 型糖尿病患者的胰岛，似乎很容易因为游离脂肪酸（以及葡萄糖）浓度的上升而受到损伤。我们不再用"胰岛衰竭"加以表述，改用"脂肪毒性"和"葡萄糖毒性"，意思更简单明确，即 2 型糖尿病患者的胰岛，会因为游离脂肪酸和葡萄糖浓度升高而受到损伤。

脂肪胰

由于腹部的脂肪细胞会将脂肪释放到血管中，直接为新陈代谢的重要组织者——肝脏提供营养，因此腹部非常适合储藏脂肪。大吃大喝时将脂肪储藏于此，下次饥饿时方便调用，因此如今到处都是大腹便便之人。但是，2015 年，英国泰恩河畔纽卡斯尔大学的罗伊·泰勒（Roy Taylor）教授指出，当一个人将脂肪沉积在腹部时，往往也会把脂肪囤积在（位于腹腔内部的）胰脏，因此可能患上 2 型糖尿病。

但是，如果这个人通过调整饮食减轻体重，清除胰脏多余的脂肪，就可以逆转糖尿病。因此，胰脏脂肪似乎在 2 型糖尿病的致病机制中扮演了重要角色。

总结

在了解 2 型糖尿病的过程中，闵可夫斯基、德弗罗佐和泰勒分别取得了重大进展，我们现在面临的挑战是，将他们的成果整合成一套统一的理论。

20 两种不同定义的糖尿病
Definitions

到目前为止，我一直在用"前驱糖尿病"和"2型糖尿病"这两个词，却没有说明如何针对具体病患做出诊断。一直在讲这两种疾病，似乎离早餐这个话题越来越远了，这一章，我打算把重点放在前驱糖尿病和早餐上。

如何诊断

我在医学院时，了解到诊断由六步组成：

- **病史**（询问患者发生了什么）
- **临床检查**，包含：
    - ——视诊（观察患者）
    - ——触诊（感受患者的身体）
    - ——叩诊（轻拍患者的胸部）
    - ——听诊（使用听诊器）
- **特殊检查**（包括血检、活检和X射线检查）

一般来讲，和美国相比，英国更看重临床诊断中的前五个步骤，而不是过度依赖第六步特殊检查。在医学院的时候，老师教导我们，问完病史就应该有初步的判断，特殊检查只是为了确认你做出的鉴别诊断。但是，20 世纪 80 年代，我在美国俄亥俄州的克利夫兰学术休假时，一个美国医生对我大声抱怨，满屋子病人都能听见："你们这些英国佬以为医学就等同于临床技术，真是胡扯。医学就是定量科学。"

好吧，这个章节的内容相当于向美式医疗致敬了，因为前驱糖尿病和 2 型糖尿病的诊断，只需要检测血糖浓度。

胰岛素抵抗

胰岛素抵抗的检测过程很复杂，通常只有研究人员会做胰岛素抵抗检测，在日常实践中，我们则不会进行胰岛素抵抗检测。这很令人遗憾，因为即便血糖没有升高，胰岛素抵抗也是危险的。但是我们完全可以通过分析血糖浓度，外加认真了解患者的病史，做出推断。另外，对于年龄超过 45 岁，身体不够匀称或体质指数高的人，就算血糖值正常，仍有患胰岛素抵抗的可能性，都应该按部就班地控制饮食，增加运动量。

前驱糖尿病

这是一项"过渡阶段"诊断，因此我先讲糖尿病诊断，再回来讲前驱糖尿病诊断。

2 型糖尿病

糖尿病的病症就是血糖值升高，因此我们首先要问：正常的血糖值是多少？我们先看空腹血糖值。

医生通常会在早晨做空腹血糖检测，因为一整晚不吃东西，使得早上成为24小时周期中，禁食时间最长、最完整的断食，而且这时检测出的数值最可靠：患者也不太可能在睡觉的时候偷吃东西，却对医生"撒谎"说没吃。

按照惯例，医学上正常范围的定义是，健康人群中95%的人落入的区间。通过大量观察，空腹血糖的正常范围或者说参考范围是3.9—5.5mmol/l。这里，我们只关注正常范围的上限，因此表20.1仅体现了正常范围的最高值。

表20.1　血糖水平

空腹毛细血管血糖	
正常	不高于 5.6 mmol/l

这个数值和后续表格中出现的所有血糖数值，均来自美国糖尿病协会，由比罗斯（Bilous）和唐纳利（Donnelly）编写的《2010年糖尿病手册》（*2010 Handbook Diabetes*）披露。

我在这里列出来的全部是毛细血管血糖值，可以在家用血糖仪检测指尖血获得；但是专业人员通常会通过静脉穿刺（检验科医生用注射器抽取）检测血管中的血糖水平。两种检测技术对应的数值范围稍有差别。为了兼顾两种需求，我将毛细血管血糖水平正常范围放在参考信息中，二者之间的差距其实很小。

餐后血糖水平

餐后血糖浓度会上升。我们能不能捕捉到这个现象，确认餐后的正常血糖反应？当然，每餐会吃不同的食物，但是在临床上，我们可以提供标准餐，即一份标准计量的葡萄糖，来进行"葡萄糖耐量试验"，其中的"耐量"即耐受量，暗含过敏的意思，乍看之下似乎没有用，但是将糖尿病视作葡萄糖不耐受非常具有实用性。如果权威机构能记住这一点，就不会发布那种落后几十年，让人们大量摄入碳水的建议。

接受葡萄糖耐量试验的参与者经过一整夜的禁食之后，给他们一杯饮料，通常是葡萄适（394 毫升），其中包含 75 克葡萄糖。多说一句，在美国，剂量根据体重确定，即每千克体重 1.75 克葡萄糖，最大剂量为 75 克。1975 年之前，最大剂量是 100 克。喝下之后，参与者血糖水平升高，但是（身体健康的人）会在两小时内回落至 7.8 mmol/l 以下。表 20.2 和表 20.1 的差别仅在于，我并入了葡萄糖耐量试验两小时后的结果。

只有当糖尿病诊断存疑时，才进行葡萄糖耐量试验。我当时检测的血糖值是 19.3 mmol/l，当然就不需要做耐量试验了。但是有糖尿病或前驱糖尿病体征，空腹血糖低于 5.6mmol/l 的患者，就需要做葡萄糖耐量试验。

表 20.2　血糖水平

空腹毛细血管血糖	
正常	不高于 5.6 mmol/l
测试两小时后毛细血管血糖	
正常	不高于 7.8 mmol/l

现在我们需要一些哲学思考。什么是糖尿病？如果糖尿病只指年轻人患 1 型糖尿病，那就不需要引入哲学思维了（或者说不需要进行谨慎精确的定义了）：有的年轻人血糖值正常；有的年轻人察觉到自己严重口渴、过度排尿、体重减轻，经过诊断，这些症状与血糖值过高有关。在患病前期，最初几个月可能存在一段灰色地带（有些分泌胰岛素的细胞还存活着，不至于让血糖值升得太高）。然而，前驱糖尿病非常常见，而最主要的糖尿病类型是 2 型糖尿病，因此我们生活在一个满是灰色地带的世界，很多人的血糖数值都在正常参考范围之外。那么，他们都是糖尿病患者

吗？令人难以理解的是，他们并不是。

糖尿病的定义是一种有多糖症或者说高血糖症表现的疾病，谁能想到，葡萄糖会给我们带来致命的威胁呢！因此，糖尿病患者除了有胰岛素方面的问题，还因为血液循环中的血糖值过高，要忍受引起的各种并发症。这些并发症都是一种化学过程的产物，这种化学过程被我们称为糖化。

糖尿病并发症：糖化

当你烤面包时，当你烤鸡或炸薯条时，食物的表面会变成棕色，这是因为食物中的糖和蛋白质相互结合，产生了一种棕色的化合物，这个过程就是所谓的"糖化"。实际上只要糖和蛋白质相结合就会发生糖化反应，而烹饪过程中的高温加速了这种反应。

即便是在环境湿度下，高浓度的糖也会让反应过程加速。例如，对于糖和蛋白质来说，血液就是旋转的制剂桶，积极推动糖化过程发生。葡萄糖和血液中的血红蛋白这类蛋白质相结合，生成的是一个知名的血检项目，即糖化血红蛋白。糖化的效率取决于葡萄糖的浓度，通过检测糖化血红蛋白的浓度，可以看出患者对血糖的控制能力：葡萄糖水平越高，糖化血红蛋白浓度也就越高。

然后呢？为什么糖化是个问题？换个方式提问：血糖值高就有问题吗？

不同类型的糖尿病都会出现相似症状，这些症状是由小血管或毛细血管受损引发的（大血管损伤要归罪于胰岛素，小血管损伤是血糖的问题）。小血管损伤导致的并发症包括：（1）失明（在英国，因糖尿病失明的每年新增 1,280 例，在处于工作年龄的群体中，糖尿病是导致失明的第一大因素）；（2）肾衰竭（11% 的 2 型糖尿病患者死于肾衰竭）；（3）截肢（在英国，每周大约有 100 位糖尿病患者接受截肢手术）。小血管损伤带来的严重并发症，究其原因，就是血糖值升高引发的糖化反应。

因此，血糖值升高会损害身体健康，一点没错。

诊断糖尿病

在诊断糖尿病时，医生会试图确认血糖值与特定糖尿病并发症之间的关系。由于相对比较容易量化，医生会选择眼部损伤作为参考。长期从患病者身上积累的临床经验表明，当空腹血糖值长期超过 6.0 mmol/l 时，才会出现眼部病变，因此，这个数字成为国际上公认的定义糖尿病的数值。

实际上，世界卫生组织使用的标准不同，其参考值更高一些。2006 年世卫组织出版的《糖尿病和中度高血糖症的定义和诊断》（*Definition and Diagnosis of Diabetes Melltus and Intermediate Hyperglycaemia*）一书中表示："（1）为确定一个糖尿病患者个体，给糖尿病下定义；（2）出于流行病学的目的，给糖尿病下定义。这二者之间存在很大差别。"

糖尿病也与饭后血糖值升高有关，从长期患病者身上积累的临床经验表明，当患者饭后两小时血糖值长期超过 11.0 mmol/l 时，才会出现糖尿病并发症。表 20.3 对这几个值进行了汇总。

表 20.3　空腹和饭后两小时血糖值对比

空腹毛细血管血糖	
正常	不高于 5.6 mmol/l
糖尿病	超过 6.0 mmol/l
饭后两小时毛细血管血糖	
正常	不高于 7.8 mmol/l
糖尿病	超过 11.0 mmol/l

前驱糖尿病（重提）

话题又回到前驱糖尿病上来。如果正常血糖值的定义是 95% 的正常人所处的范围，而糖尿病的定义是空腹和饭后两小时的血糖值超标以及患有与眼部病变有关的疾病，那么二者之间的空白，就是前驱糖尿病。表 20.4 对此进行了汇总，展示了前驱糖尿病填补的空白。

表 20.4　空腹和饭后两小时血糖水平

空腹毛细血管血糖	
正常	不高于 5.6 mmol/l
前驱糖尿病	5.6—6.0 mmol/l
糖尿病	超过 6.0 mmol/l
饭后两小时毛细血管血糖	
正常	不高于 7.8 mmol/l
前驱糖尿病	7.8—11.0 mmol/l
糖尿病	超过 11.0 mmol/l

完成最后的统计工作

如果一个人接受随机血糖检测（即血糖检测不要求在一天内的特定时间，也不对食物做任何限定），血糖值超过 11.0 mmol/l 时，那么他很可能患有糖尿病，需要进一步检查。

最后，也可以检测血红蛋白的糖化程度，由于血红蛋白会在血液循环中留存数月之久，糖化血红蛋白检测能提供近几个月血糖值的平均值。参考值如下：

- 糖化血红蛋白值低于 42 mmol/mol，属于健康
- 糖化血红蛋白值在 42—47 mmol/mol 之间，属于前驱糖尿病
- 糖化血红蛋白值高于 47 mmol/mol（即糖化血红蛋白处于这个水平，与眼部病变风险提升存在相关性），属于糖尿病

总结

掌握了这些定义，现在我们就有能力去了解，早餐如何造成危害了。

21 黎明现象

The dawn phenomenon

我已经向大家证明了，吃早餐的危险性，但是我还没有对造成这种危险的两种激素做出解释，其中之一是皮质醇。

昼夜节律

众所周知，人类是一种受昼夜节律（昼夜节律"circadian or diurnal rhythm"来源于拉丁语的 *circa*，意为"环绕"，以及 *diem* 或 *dies*，意为"天、日"；*diurnalis* 意为"一整天"）影响的生物，因此进餐时间并不是等分的。

所有人都知道，昼夜节律受光/暗周期影响。与眼睛相连的特定脑细胞能识别太阳的升起和落下，这些细胞刺激位于大脑底部的腺体按周期分泌激素，这些激素反过来调节身体的昼夜节律：超过 10% 的活动基因在白天时亢奋，这种亢奋通常是由某些激素控制的，而这些激素则是由大脑中的感光细胞控制的。图 21.1 展示了两种重要激素 24 小时内的浓度变化——变化真的很大。

最典型的调节昼夜节律激素是褪黑素。分泌褪黑素的是位于大脑底部一个很小的组织，名为松果体。法国哲学家笛卡尔（Descartes）认为松果体是灵魂的居所。我们现在已经知道，它是明暗交响乐中掌控昼夜节律的

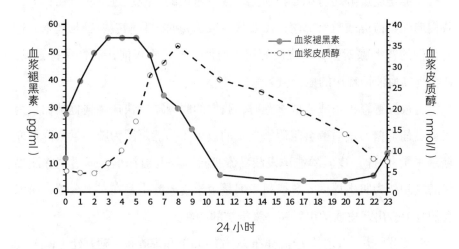

图 21.1 │ 褪黑素和皮质醇 24 小时内的浓度变化

该图呈现的是健康年轻人的一般水平。

核心指挥者：松果体分泌的褪黑素指导了身体内的大部分昼夜节律。

白天的时候，血液中的褪黑素非常少，到了凌晨 2 点到 4 点之间会达到峰值，从褪黑素被用来治疗时差这一点上，可以看出它的重要性。当我们的昼夜节律与新环境无法同步时，就会出现时差。全球最权威的临床审计组织——考科蓝（Cochrane）合作组织表示："口服褪黑素在预防和减轻时差方面有非常明显的效果……应建议飞行跨越至少 5 个时区的成年旅行者服用。"

褪黑素似乎和糖尿病患者的早餐没有直接关系，但是另外一种调节昼夜节律的激素——皮质醇，肯定与之有关。皮质醇是具有警觉性的激素：清晨，血液循环里的皮质醇浓度升高（帮助我们醒来），到了晚上就会下降（帮助我们入睡）。皮质醇的作用是强化人的警觉意识。

如果皮质醇只能用来提高我们的警觉性，早餐可能会成为相对健康的一餐。但是皮质醇还有第二种功能，会在所谓的"战或逃"时分泌：如果我们遇到剑齿虎或敌对部落，需要战斗或逃跑时，我们就要警觉起来，这时我们的肾上腺就会分泌皮质醇进入血液——这不仅能让我们保持警惕，还会提高血液循环中的血糖值。为什么?

这很好解释，当战斗或逃跑时，我们的肌肉需要快速燃烧葡萄糖，为了动员葡萄糖，皮质醇会阻碍胰岛素的效果（当然是因为胰岛素会降低血糖水平）。因此，皮质醇能诱发胰岛素抵抗，提升血糖值，通过消除胰岛素的机制，为肌肉提供紧急燃料。但是由于皮质醇也是在早上分泌，所以我们身上会出现皮质醇引发胰岛素抵抗的特性。

斯蒂芬·杰·古尔德（Stephen Jay Gould）和理查德·勒万廷（Richard Lewontin）在 1979 年发表了一篇题为《圣马可的拱肩与邦葛罗斯范式：对适应主义研究方法的批评》（The spandrels of San Marco and the Panglossian paradigm: a critique of the adaptationist programme）的文章，文中借用建筑学中的"拱肩"一词，描述一种生物特征，这种特征不是自身演化出来的，而是其他事物的副产品。在建筑学中，拱肩用来填补拱形结构和穹顶之间的空隙：当建筑师设计出一个由拱形结构支撑的穹顶时，必然会制造出穹顶和拱形结构之间的空缺，这部分空缺需要填充，填充的部分就被称为拱肩。古尔德和勒万廷指出，没有一个建筑师会把拱肩当成设计的主题，拱肩只是装饰拱形结构和穹顶的副产品。

同样地，目前还不清楚，早上起床时，皮质醇的升糖特性本身是进化选择的一件好事，或者只是皮质醇作为一种"战或逃"激素替代品的副产品，但无论是哪种情况，我们早上的胰岛素抵抗是真实存在的。

黎明现象

由于皮质醇的作用，2 型糖尿病患者会在早上表现出血糖升高的"黎明现象"，也就不足为奇了。健康的人的血糖值会在一夜之间下降并持续下降，而 2 型糖尿病患者的血糖值会在黎明时分上升。因此，在第 1 章讲述的克里斯蒂安森教授的实验里，健康的人在早上醒来时的血糖值在 4–5 mmol/l，参加克里斯蒂安森教授实验的 2 型糖尿病患者的血糖值在 7 mmol/l 左右。

值得注意的是，黎明现象的程度与 2 型糖尿病的严重程度有关。英国前瞻性糖尿病研究机构的一项研究表明，轻度糖尿病患者（糖化血红蛋白低于 7.3% 或 56 mmol/mol）醒来时，血糖水平在 7.0 mmol/l 左右（早餐后升至 11.5 mmol/l 左右）；重度糖尿病患者（糖化血红蛋白高于 8% 或 64 mmol/mol）醒来时，血糖水平在 10 mmol/l 左右（早餐后升至 15.0 mmol/l 左右）。

上述这些发现，令我感到迷惑的是，早餐后血糖会升高至如此危险的数值，为什么那些患者还要吃早餐？关于这个问题，我稍后再回答。现在我要问：为什么 2 型糖尿病患者早上的血糖值与糖尿病的严重程度有关？其中一个答案是，到了早晨，糖尿病患者身上还会出现一种名为"游离脂肪酸"的促进升糖因子。

游离脂肪酸

20 世纪 70 年代早期，我刚成为一名医学生，很快就发现，我的同龄人最不喜欢的一门学科是生物化学（研究人体机能的化学）。解剖学没有吓到他们，因为解剖学只不过是学习一些事实，医学院学生都不怕背诵这些知识。生理学（研究人体机能的科学）很有意思，药理学也一样。但是对于生物化学，学生们的反应都是：没意思。如今，随着医学生变得更加学术化，他们不再那么讨厌生物化学了，但我仍然清楚地知道，生物化学永远不会受到广泛喜爱，因此我在写下面这几段文字的时候，心中怀着几分不安。

现在我要讲解游离脂肪酸能解决的生物学问题。众所周知，葡萄糖是

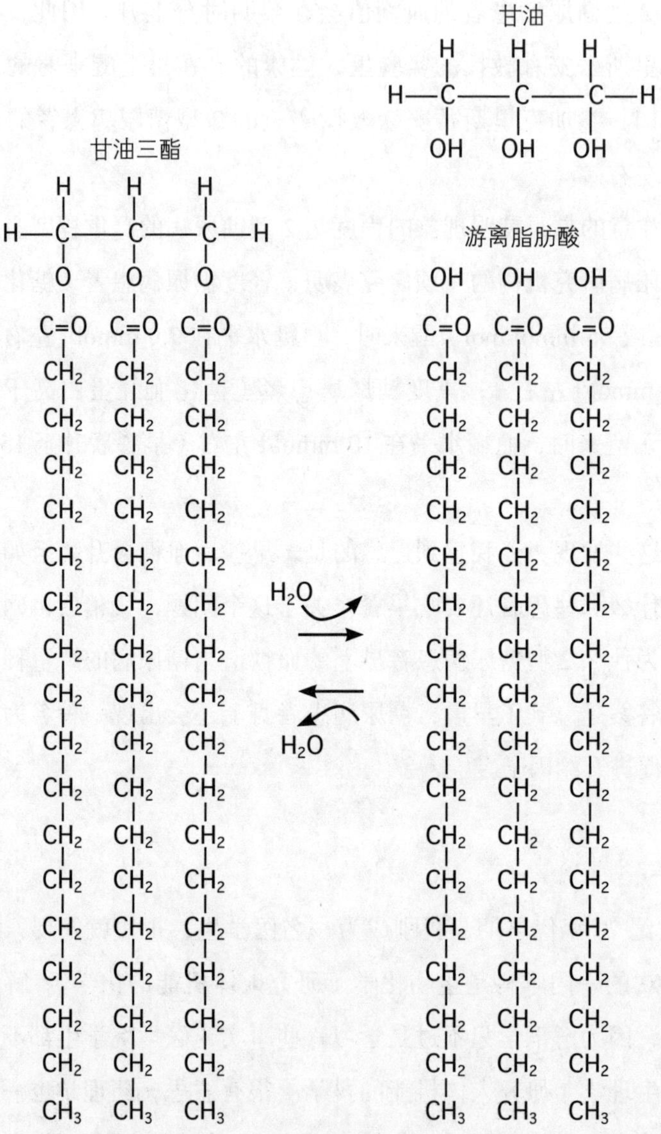

甘油

H   H   H
| | |
H—C—C—C—H
| | |
OH OH OH

甘油三酯

H   H   H
| | |
H—C—C—C—H
| | |
O   O   O
| | |
C=O C=O C=O
| | |
CH₂ CH₂ CH₂
| | |
CH₂ CH₂ CH₂
| | |
CH₂ CH₂ CH₂
| | |
CH₂ CH₂ CH₂
| | |
CH₂ CH₂ CH₂
| | |
CH₂ CH₂ CH₂
| | |
CH₂ CH₂ CH₂
| | |
CH₂ CH₂ CH₂
| | |
CH₂ CH₂ CH₂
| | |
CH₂ CH₂ CH₂
| | |
CH₂ CH₂ CH₂
| | |
CH₂ CH₂ CH₂
| | |
CH₃ CH₃ CH₃

游离脂肪酸

OH OH OH
| | |
C=O C=O C=O
| | |
CH₂ CH₂ CH₂
| | |
CH₂ CH₂ CH₂
| | |
CH₂ CH₂ CH₂
| | |
CH₂ CH₂ CH₂

H_2O →

← H_2O

CH₂ CH₂ CH₂
| | |
CH₂ CH₂ CH₂
| | |
CH₂ CH₂ CH₂
| | |
CH₂ CH₂ CH₂
| | |
CH₂ CH₂ CH₂
| | |
CH₂ CH₂ CH₂
| | |
CH₂ CH₂ CH₂
| | |
CH₃ CH₃ CH₃

图 21.2 | 甘油三酯和游离脂肪酸的关系

胰岛素浓度升高时，甘油三酯储存在脂肪细胞中。但是当胰岛素浓度降低时，甘油三酯就会分解成游离脂肪酸和甘油，这两种物质渗透进血液循环，供养身体组织。

人体的主要燃料，它来自碳水化合物，会在血液中自由循环，而且很容易被身体组织氧化。葡萄糖当然是一种主要燃料，只不过，葡萄糖的储存是个问题。

葡萄糖不能以游离化学物质的形式被存储，因为它可以被水溶解，溶解在水中的葡萄糖只能为细胞提供几秒钟的能量。储存的燃料必须是固体的，这样才可以充当高密度的能源储备。因此，葡萄糖是以糖原的形式被储存的（糖原"glycogen"这个词，源自 *glykys* 和 *gene* 的组合。*glykys* 即"甘、甜"，指代葡萄糖；*gene* 即基因，指代"创始"或"诞生"）。糖原曾被称为"动物淀粉"，因为它和植物淀粉（普通淀粉）一样，由长链葡萄糖组成，通过化学方式结合。但糖原不是最理想的燃料存储方式，原因有二：

第一，作为碳水化合物，糖原已经部分被氧化（通用式是 CH_2O，也就是"碳"和"水"，因为 C 已经和 H_2O 结合了），因此它在氧化过程中产生的唯一能源，只能通过 C 氧化成 CO_2 获得，无法从 H 到 H_2O 的氧化过程中获得，因为 H 已经提前被氧化了。

第二，糖原具有非常好的亲水性。糖原本身是大分子，不溶于水，因此以颗粒的形式存储。但糖原由高溶水性的葡萄糖单元组成，所以储存在糖原颗粒中的大部分物质实际上是水，水分子已经嵌入糖原分子中。作为燃料，水毫无用处，但是它占据了大量空间和质量，因此身体只能储存可燃烧几小时的糖原颗粒（大部分在肝脏中）。

另一方面，脂肪是比较理想的燃料储存方式，同样有两个原因：第一，脂肪的化学式是 CH_2，因此不仅 C → CO_2 的过程会释放能量，H → H_2O 的过程也会释放能量；第二，脂肪既不溶于水，也不亲水，因此储存时不会被没用的水侵占空间。出于这两个原因，对身体来说，以脂肪形式优先存储能源是合理的，这也就是为什么我们只会以糖原的形式存储 900 大卡能量，却以甘油三酯的形式存储了 120,000 大卡能量。

但是这里出现了一个问题。脂肪不是以葡萄糖的形式释放出来的，而是以我们称之为游离脂肪酸的形式释放出来的。因此，身体里的组织需要有能力氧化两种不同的能量来源：

- 餐后，身体里的组织需要氧化来自肠道的葡萄糖
- 但是禁食的时候，身体里的组织需要氧化来自脂肪储备的游离脂肪酸

能量转化就是这样发生的，过程包含四个步骤：

- 吃进的食物被消化之后，葡萄糖通过肠道进入血液循环，胰岛探测到血液中的葡萄糖，开始分泌胰岛素，身体细胞接收并氧化葡萄糖
- 但是吃进去的食物被完全消化后（需要 4 到 6 个小时），就不会再有葡萄糖从肠道进入血液循环了，这时血糖值会回落，胰岛探测到血糖值回落，就会减少分泌胰岛素
- 胰岛素水平降低本身是一个信号，提示肝脏分解糖原，向血液中释放葡萄糖
- 但是糖原储备在较短时间内就会消耗殆尽（经过一晚上的禁食，到了早上，肝脏储备的大部分糖原已经被耗尽），因此血液中的胰岛素浓度会进一步降低，胰岛素浓度降低作为第二个信号，直接传递给脂肪储备，脂肪储备开始向血液中释放游离脂肪酸

在纯粹的理性世界，禁食后的身体会先消耗糖原转化的葡萄糖，在肝脏储备的糖原消耗殆尽之后，转而去氧化游离脂肪酸。但是人体没有那么理性，大脑不是很乐意去氧化游离脂肪酸：当身体的其他部分已经开始氧

化游离脂肪酸时，大脑需要继续氧化葡萄糖。至于为什么，谁也无法给出准确的答案，目前还是个未解之谜。

但这是一个会引发后果的谜团，因为当身体禁食时，血液中有两种燃料可以供给身体细胞：葡萄糖（供给大脑），以及游离脂肪酸（供给其他身体组织）。这里会出现一个令人担忧的情形，因为普通细胞可能会消耗掉理应供给大脑细胞的葡萄糖。因此，为了确保普通细胞不去消耗珍贵的葡萄糖，当葡萄糖和游离脂肪酸同时出现时，普通细胞会接收到信号，知道自己只能消耗游离脂肪酸，这样就能把葡萄糖留给大脑。

是谁发出这种信号的呢？正是游离脂肪酸本身，它会诱发身体发生严重的葡萄糖和胰岛素抵抗。这就把我们带回到早餐和黎明现象的话题上来了。

由于我们禁食的时候会释放游离脂肪酸，所以血液中的游离脂肪酸浓度自然就会在早餐前达到最高值，而游离脂肪酸引发的胰岛素抵抗自然也会在早餐时达到最高值，因此游离脂肪酸诱发的胰岛素抵抗，会强化皮质醇引发的血糖升高。黎明时分，皮质醇和游离脂肪酸值处于高位，在二者的协作下，即便是健康的人，葡萄糖值也会升高（但是健康的人，顺应早上的胰岛素抵抗，胰岛素值也会升高），但是对于 2 型糖尿病患者来说，胰岛素浓度虽然上升了，却不足以降低血糖。

另外，2 型糖尿病患者的胰岛素抵抗会降低脂肪细胞对胰岛素的反应，它们会释放更多游离脂肪酸，进而增强胰岛素抵抗，血糖值也随之上升。这就陷入了恶性循环，而罪魁祸首就是早餐。

如何解决？很简单，只要 2 型糖尿病患者不吃早餐就行。到了吃午饭的时间，黎明时升高的皮质醇就会回落，虽然游离脂肪酸浓度还很高，但是对胰岛素来说就只剩下一道障碍——不再是两道了。经验证据清楚明晰：对于 2 型糖尿病患者来说，胰岛素在早餐时要跨越两道障碍，在午餐时只需要跨越一道障碍，因此相较于早餐时容易得多。

专栏

一些名人

写这一章的时候，我的脑海里闪现了一些回忆，或许可以跟大家分享。首先，发现脂肪酸替代葡萄糖作为燃料的科学家，正是我的博士生导师，杰出的英国皇家学会院士菲利普·兰德尔（Philip Randle）教授。菲利普将这一现象称为"葡萄糖脂肪酸循环"。

令人费解的是，取得如此重大发现的菲利普，在此后的大约 15 年间，一直被排除在顶级科学家俱乐部——皇家学会之外，一直没能获得成员资格，这显然是因为诺贝尔奖得主汉斯·克雷布斯（Hans Krebs）在他著名的"克雷布斯循环"里也用了"循环"一词，他觉得受到冒犯，因此阻止菲利普加入皇家学会。你现在还认为科学家是既客观又冷静的人吗？

我攻读博士学位时，我的实验室与克雷布斯的实验室相邻。克雷布斯参与的研究团队，揭示了在禁食几天后，肝脏如何开始将游离脂肪酸转化成可以为大脑提供营养的酮体。因此，禁食与酮症有关，通过呼吸的气味可以识别酮症。与 1 型糖尿病危险的酮症酸中毒不同，与生酮饮食有关的酮症所带来的症状一般都比较轻。

克雷布斯视他的德国博士生导师、伟大的奥托·沃伯格（Otto Warburg）为榜样，"他不赞成我留长发（那时候我们都留长发），说我是我们系里的蓬蓬头彼得（儿童绘本人物）"。

22 生物化学家近一个世纪的警告：
早餐有风险

The biochemists have been warning us for nearly a century that breakfast is dangerous

　　实际上，近一个世纪以来，生物化学家们一直在警告世人，早餐是危险的，可惜他们的表达方式不同。1921年到1922年（1921年是生物化学史上非常重要的一年。世界第一个生物化学教授职位，直到1902年才在英国的利物浦设立，因此关于第二餐现象的早期生物化学论述，几乎可以追溯至这门学科的起源年代了），德国的相关研究期刊上刊登了两篇论文，都提到了"第二餐现象"，认为一天中的第二餐比第一餐更安全。这是什么意思？

　　一天中的第一餐是你打破禁食时吃的那一餐，第二餐就是第一餐之后几小时，进入另一段禁食期之前吃的那一餐。因此，如果你一天吃三餐，早餐在上午7点吃，午餐在下午1点吃，晚餐在傍晚7点吃，那么早餐就是你一天中的第一餐，午餐就是第二餐，晚餐就是第三餐。但是，如果你像我一样，一天只吃两餐，下午1点吃午餐，傍晚7点吃晚餐，那么午餐就是第一餐，晚餐就是第二餐。

这两位德国研究者发现，一天中的第二餐比第一餐更安全，即摄入等量的葡萄糖，第二餐后血糖值的上升幅度低于第一餐后（或者换个说法，第一餐后血糖值的上升幅度高于第二餐后）。德国研究者将他们的发现描述为"第二餐现象"，因为他们被第二餐后葡萄糖敏感性的提升震惊了。不过吃早餐的人会称之为"第一餐效应"，因为他们会被第一餐后葡萄糖抵抗性的提升震惊。或许折中一下，我们可以称之为"第一 / 第二餐现象"。

需要注意的是，这种现象与昼夜节律无关。一般来说，早餐虽然是一天中的第一餐，但是我的第一餐是午餐，它对葡萄糖呈现出的反应应该和第一餐一样，而不是第二餐。为什么？不是因为皮质醇（距离早上皮质醇所处的浓度高峰期已经过去很长时间了），而是因为游离脂肪酸引发了葡萄糖和胰岛素抵抗。

但是当午餐作为第二餐的时候，由于吃早餐后释放了胰岛素，午餐之前游离脂肪酸浓度处于低位，因此午餐后的血糖浓度也会处于低位。"第一 / 第二餐现象"对健康人来说是健康的，对 2 型糖尿病患者来说也是如此。

因此，生物化学家们已经花费将近一个世纪的时间，告诉人们一天中的第一餐是危险的，因为第一餐是早餐的可能性占 99%，所以相当于他们一直在告知我们早餐是危险的一餐。

Skipping Breakfast:
Personal Stories

PART 9

不吃早餐：大家的亲身经历

我要在这部分讲述，
我和其他人不吃早餐后发生了什么。

23

我的亲身经历，第二集
My story, episode 2

我用了血糖仪，意识到早餐对我有害之后，决定不吃早餐。这完全是我个人的决定，而且可以称之为惊人之举。因为 2010 年的时候，所有人都认为早餐是健康的，尤其对糖尿病患者来说，更是如此。另外，这对我来说并非易事，因为我一直很喜欢吃早餐，所以一开始早上会觉得饿，还会觉得虚弱无力。但是我通过两个对策，很快就克服了饥饿感和虚弱感。

首先，醒来之后喝一大杯浓浓的黑咖啡，然后去跑步、游泳或骑自行车。这样一来，我去上班的时候感觉还不错。实际上，我发现早上喝咖啡、做运动之后比之前吃早餐时更精神抖擞，虚弱感一扫而光。

运动还能消除我的饥饿感。很多研究表明，早上起来先运动，能降低饥饿感。尽管如此，这些研究也倾向于表明，对于大多数人来说，到了上午 10 点左右，饥饿感会再次出现。我发现，我一旦进入全神贯注的工作状态，上午 10 点左右再喝一大杯浓咖啡，就不会有想吃东西的念头。运动加咖啡，可以让我轻松做到午餐前不吃东西。

由于厨房就在身边，家庭生活又很少会像工作时那样全神贯注，因此周末时的挑战更大，但是周末运动的机会也更多（要照顾小孩子，承担其他家庭义务），而且 "12 点之前不摄入卡路里" 的规矩似乎也帮了我一把。

我不吃早餐后，不仅血糖仪上的数字好看了，腰围也变小了。我根本没有瘦身的打算，结果发现不吃早餐就是减轻并保持体重的关键。

坚持不吃早餐对我来说确实是个挑战，或许更有趣的是，对于很多人来说，不吃早餐的体验，简直就是一种解放。我可以跟大家聊聊我认识的三个人：DR、AM 和 GS。

DR 是一位 50 岁的出版人，我跟他会面交流的 18 个月之前，他的体重是 100 千克，身高是 2 米。他的体质指数是 25，虽然在正常范围内，但是他的肚子大，因此也忧心忡忡。另外，他常常嗜睡。他每天都吃早餐，有时候是谷物早餐，有时候是切片面包或松饼，有时候会煮点东西吃；有时候在家吃，有时候在上班的路上买点吃，比如培根或香肠三明治。他非常不喜欢每天昏昏沉沉的感觉，于是打算不吃早餐，因此获得了一个重大发现：通过不吃早餐，他摆脱了食物的控制，获得了解放。吃早餐的那些年，他感觉自己被食物"束缚"住了，就像他也曾被香烟束缚住那样，他在午餐前要吃松饼或其他碳水化合物，午餐后也要吃含有大量糖分的甜食。用他的话说，自己就像是坐上了一趟依赖食物的"过山车"，完全不由自主，并且无法摆脱这些依赖。

正如罗伯特·克兰普顿曾经说过的，早餐根本起不到防止整个上午随手抓起东西就吃的作用，反而像一个开关，打开之后就会一直吃个不停。DR 上午 8 点喝一碗麦片粥，上午 11 点吃松饼，下午 3 点吃蛋糕。早餐让他陷入了一种类似于贪婪的情绪中。

DR 不吃早餐之后，对食物的欲望也随之消失了，他午餐之前不需要吃任何东西，下午也不需要吃任何碳水化合物。现在他不吃早餐，把午餐提前了半个小时，从 12 点 30 分提前到 12 点，但是他早上和下午并不像以前那样，总觉得饿。不仅如此，现在他吃午餐和晚餐时，也自然而然地选择吃更健康的食物（摆脱了碳水化合物的束缚，开始多吃蔬菜）。在没有刻意节食的情况下，他的体重却减轻了，现在他的体重是 81.6 千克。他觉得自己的内心更加平静，体力也变好了。

AM 也有类似的经历。他是一位 48 岁的作家，一直很享受吃早餐的感觉。出于某些原因，他早就意识到，不应该吃早餐，因此没有经历任何挫折。换句话说，他不吃早餐之后，早上没有超乎寻常的饥饿感，但他还是把午餐提前了半个小时。

大约五年前，他意识到自己已经超重了（腰围长到 91 厘米），他决定通过不吃早餐变瘦，对于他来说这是一个简单易行的办法。效果令人满意，在接下来的 9 个月里他减掉了 12.7 千克。在那 9 个月，他注意到一个不寻常的现象，那就是只要早上不吃东西，就不会觉得饿，但要是中午之前吃了一块饼干，饥饿感就会像一头被松绑的猛兽，渴望更多食物。因此，他当然选择在午饭之前完全不吃东西。

AM 本来已习惯不吃早餐了，但是妻子和母亲总是给他压力，说不吃早餐对身体不好，因为所有人都知道，早餐是一天中最重要的一餐，而且应该吃得像国王一样丰盛。于是他又开始吃早餐，一般会吃燕麦片。但是他的体重渐渐回升，现在又穿回腰围 91 厘米的裤子了，只是现在穿起来不像之前那么紧。

GS 是一位 26 岁的经济学家，她偶然间从我这里听说早餐是危险的一餐。GS 一直关注自己的健康（通常中午只吃沙拉），因此决定尝试不吃早餐。刚开始尝试的时候，她很担心，因为她也认为早餐是一天中最重要的一餐，应该吃得像国王一样丰盛，所以害怕上午 10 点的时候会非常虚或非常饿。开始尝试的第一天，我建议她在办公桌上放两块浓厚巧克力口味的麦芬蛋糕，以备不时之需，结果蛋糕原封未动。过了几天，她发现早晨的饥饿感越来越弱，然后她开始推迟吃午餐的时间，渐渐改到下午 1 点 30 分到 2 点。

GS 下午的饥饿感也减弱了，以前下午会吃一些零食（坚果或酸奶或鹰嘴豆泥和胡萝卜），现在也不吃了。不仅如此，她上午感觉更清醒，工作效率也提升了。而且，在没有刻意减肥的情况下，她发现在不吃早餐的前几周里，体重以每周 0.5 千克的速度下降，减了几千克之后体重就保持住了。

食欲

和罗伯特·克兰普顿一样，DR、AM 和 GS 全都受过"食欲"之苦。加拿大一项对 1,000 名大学生展开的研究显示，三分之二的男性和几乎全部女性（97%）都受过食欲之苦，一周会出现几次。早餐会让我们变胖的关键在于，通常禁食不会刺激食欲，进食，尤其是摄入碳水化合物，才会刺激食欲。虽然我们还没完全搞懂其中的机制，但是我们知道消化碳水化合物之后，我们的血糖会先升高再回落。我们还知道，随着血糖的回落，一种名为胃饥饿素的激素会升高。

胃饥饿素是一种会让人感到饥饿的激素，血液中胃饥饿素的升高、降低与胰岛素正相反。因此当我们胃部空虚，或者说血糖水平低的时候，血液中的胃饥饿素水平就会升高，让我们感到饥饿；但是当我们开始吃东西，它就会下降，然后产生饱腹感。

克里斯蒂安森教授的研究表明，吃早餐的人血糖水平会有显著的起伏，血糖数值大起大落，会刺激胃饥饿素的释放。贝茨博士已经证实，如果吃早餐，下午的胃饥饿素水平会更高（即不吃早餐时，下午的胃饥饿素水平更低），很容易让人产生饥饿感。所以说，早上吃东西会刺激食欲，如果不吃早餐，上午不吃零食，这种难以抑制的食欲就会消失。随之消失的，还有多余的体重，以及萎靡不振的精神状态。

嗜睡

很多吃早餐的人都会出现一个问题，那就是上午总是感觉嗜睡、萎靡不振，这种情况有时也会出现在下午。DR 是上午，GS 是下午。实际上，只要吃饭就会引发困意，特别是高脂饮食，虽然机制不明（并不是因为血液要从大脑转移到消化系统，这是毫无根据的谣传，似乎与各种氨基酸、激素和神经系统的调节机制有关），但此现象是真实存在的。饭后嗜睡无疑是自然法则在告诉我们，应该在晚餐时间吃东西，正如 DR 和 GS 发现的那样，只要不吃早餐，白天那种萎靡不振的感觉就会减轻。

而且，糖尿病会加重饭后嗜睡的症状，这就是为什么英国糖尿病协会声称，代谢综合征的症状之一是"疲惫感"，尤其是饭后，而且这也是为什么减肥（减肥手术）通常能让肥胖者不再终日萎靡不振。因此，DR 不吃早餐之后，糖尿病症状发生逆转，还摆脱了白天嗜睡的困扰。

身体会试图发出预警：2013 年，哈佛大学的弗兰克·谢尔（Frank Scheer）博士和同事们（不同领域的营养学家）进行了一项对 12 位健康年轻人的研究，发现参与者在早上醒来的时候，饥饿感和食欲处于最低水平（反胃的感觉处于最高水平），12 个小时之后，到了晚饭时间，情形彻底反转，饥饿感和食欲处于最高水平（反胃的感觉处于最低水平），这也就是为什么人们早上会不自觉地比晚上吃得少。谢尔发现，到了晚上，我们对"碳水化合物、禽肉以及水果"的渴望更加强烈，这种渴望会刺激我们在晚餐的时候摄取高热量食物。简而言之，身体在告诉我们，早餐是危险的，晚餐是安全的。

摆脱早餐束缚

很多人发现，经过一两天的调整，他们可以轻松做到不吃早餐。用克里斯蒂安森的话说（他要求 13 位糖尿病患者不吃早餐）："禁食期间，没有一个人早上觉得饿。"用《男士健康》（Men's Health）杂志主编、不吃早餐的倡导者大卫·辛森科（David Zinczenko）的话说："第一天不吃早餐可能觉得很难……坚持一个月之后，大部分参与者都说，不吃早餐变得毫无痛苦。"

可有些人声称，他们无法适应不吃早餐的生活，必须吃早餐才能让早上充满活力。这些人说，如果不吃早餐，就会觉得虚弱无力，或者无法忍受饥饿感。我该如何回应他们呢？

首先，我相信他们的话。参与英国巴斯大学（University of Bath）早餐研究项目的詹姆斯·贝茨（James Betts）指出，吃早餐会使无意识的随意活动（坐立不安、走楼梯不坐电梯等）变多，这似乎是对早餐的潜意识反应。由于运动可以消耗摄入的能量，早餐后的运动，似乎是天性试图通过燃烧掉早餐摄入的卡路里，保护我们远离糖尿病。尽管如此，不吃早餐就感觉虚弱的人，可能是对这种潜意识里的能量感知产生了依赖。

如果你对早餐有依赖，又找不到可以不吃早餐的有效方法，该怎么办？后续我们会谈到这个问题。

10 How Insulin
Kills Us

胰岛素如何杀死我们

早餐之所以危险，
不只是因为要在早上吃，
还因为早餐通常是碳水盛宴，
会进一步加剧它的危险性。
碳水化合物会诱发我接下来要介绍
的代谢综合征，
借此制造伤害。

24

一种现代灾害：代谢综合征

What a modern plague looks like: the
metabolic syndrome

1988 年，美国斯坦福大学的内分泌学家杰拉尔德·雷文（Gerald Reaven）博士，发表了题为《胰岛素抵抗在人类疾病中发挥的作用》（Role of insulin resistance in human disease）的著名演讲，该演讲以文字形式出版后，被引用了 13,600 次。雷文在演讲中指出，胰岛素抵抗不仅是 2 型糖尿病、前驱糖尿病和肥胖症的病因，也是包括高血压和高血脂在内的一系列严重失调性疾病的病因，这些疾病往往会聚集性地发生在同一个人身上。他将这一类的失调症状表述为"X 综合征"，因为他想不出更好的名字，现在我们称之为代谢综合征。代谢综合征的失调症状包括：

· 胰岛素抵抗（导致前驱糖尿病或 2 型糖尿病）
· 腹部肥胖
　　——男性腰围大于 102 厘米
　　——女性腰围大于 89 厘米
· 高血压：血压高于 130/85 mmHg
· 高密度脂蛋白胆固醇

——男性低于 1 mmol/l（40 mg/dl）

　　　——女性低于 1.3 mmol/l（50 mg/dl）

· 甘油三酯高于 1.7 mmol/l（150 mg/dl）

· 炎症状态

· 促凝血状态

　　并不是代谢综合征患者都会出现上述所有失调症状，但是这些失调症状往往会聚集性出现。

影响范围

　　任何人都不应该低估代谢综合征的影响范围。又是老生常谈，我们在讨论的确实是一种流行病，或者说大流行病，由于在很大程度上，代谢综合征大流行是隐匿的，这让它变得更加危险。雷文说这种综合征是"沉默的杀手"。

　　综合征的多面性，导致不同医生给出的精确定义存在一些差别，如果按照国际糖尿病联盟的标准，40% 的美国白人有代谢综合征。再看年龄分布：40 岁以下，30% 的美国白人有代谢综合征，40 到 59 岁提升到了 44%，超过 60 岁更是高达 59%。这是 2005 年的数字，发病率还在持续上涨。鉴于大部分读者的寿命都会超过 60 岁，可以说，大部分白人（或许三分之二）最终都会受代谢综合征困扰，而且会死于相关疾病的概率很大。有些族群的情况更糟糕：2005 年，60 岁以上的墨西哥裔美国人 75% 受代谢综合征困扰。但是有些族群的情况相对来说要好一些：2005 年，60 岁以上的非裔美国人 55% 受代谢综合征困扰。

　　我们来逐项分析代谢综合征的症状。

胰岛素抵抗

胰岛素抵抗是代谢综合征的根源。

腹部肥胖

有些权威人士认为，腹部肥胖是代谢综合征的核心。其中一份评述是："该病的主要特征是内脏脂肪组织体积增大。"

鉴于腹部肥胖与胰岛素抵抗密切相关（组合词"糖胖病"就是由此而来），区分哪种病理表现——是前驱糖尿病还是腹部肥胖——更重要，着实没有必要，它们会同时出现。

高血压

如今高血压也已经成为一种流行病：30% 到 45% 的欧洲人有高血压，美国的情况也差不多。

其中 90% 到 95% 的案例是所谓的"原发性"高血压。从名称上很难了解这种类型的高血压意味着什么，无法找出确切病因的血压升高，被称为原发性高血压。5% 到 10% 的案例属于肾脏或其他疾病引发的继发性高血压，但是原发性高血压好像是无缘无故发生的。

无缘无故？实际上，我们知道原因，或者至少与之密切相关，那就是胰岛素抵抗。有原发性高血压症状的患者，胰岛素水平处于高位，血清胰岛素水平和血压直接相关。因此胰岛素抵抗似乎就是原发性高血压的病因，而且胰岛素本身，通常可以通过一种名为一氧化氮的化学物质，起到扩张血管的作用（继而降低血压），而胰岛素抵抗会削弱胰岛素的这种调节作用。

我前面提到过，胰岛素抵抗会让多余的能量转化成脂肪储备，只要适度，从进化的角度来看是合理的。但是我实在想不到，高血压引发心血管疾病，杀伤机体，从进化的角度看能有什么优势。我曾经读到一篇文章，满心兴奋，文章的标题是《胰岛素抵抗与高血压之间的联系：来自进化生物学的证据是什么？》（Link between insulin resistance and hypertension: what is the evidence from evolutionary biology?）

文章开篇写得很好："胰岛素抵抗名声不好，人们都认为它有害……然而在人类进化史上，胰岛素抵抗是维持体内平衡的重要组成部分，有助于将营养物质导向关键器官。"

虽然文章的作者真的尽力了，最后还是没有指出胰岛素抵抗导致高血压在进化方面有什么优势，因此这个问题至今依然成谜。

或许与肥胖有关。脂肪组织会生成一种名为血管紧张素 II 的化学物质，这种物质会通过收缩脂肪组织之外的血管，使血压升高。让人难以理解的是，脂肪组织的血液和氧气供应都很匮乏，它分泌血管紧张素 II 提升血压，或许是为了让更多血液进入脂肪组织。对此，我们需要更深入地研究。

胆固醇和甘油三酯

人体内有多种脂肪，在这里我们只需关注其中两个重要类型：胆固醇和甘油三酯。

胆固醇

一坨胆固醇看起来和摸起来，都和一坨蜜蜡差不多，虽然看起来平平无奇，但是如今所有人都知道它是一种潜在的危险化学物质。另一方面，它同样必不可少：胆固醇是构造细胞膜和其他重要组织的基础材料，如果身体里的胆固醇突然消失了，我们就会变成一堆果冻状的物质。我们需要胆固醇，因此，只有当胆固醇过高的时候，它才具有危险性。

由于动脉粥样硬化病变部分都是胆固醇，因此 20 世纪 50 年代初，当人们逐渐意识到动脉粥样硬化已经成为一种流行病时，认为血液循环中的胆固醇升高，是动脉粥样硬化的原因。1961 年著名的弗雷明翰研究表明，血液循环中总胆固醇升高其实与心脏病发病率提高有关。但是，后续研究没能证实二者之间存在多么紧密的相关性，因此研究的重点从总胆固醇转向了它的亚型，其中包括高密度脂蛋白胆固醇和低密度脂蛋白胆固醇。高密度脂蛋白胆固醇和低密度脂蛋白胆固醇又是什么东西呢？

胆固醇和所有脂肪，都存在一个相同的问题，那就是通过血液传递时会附着在血管上。我在前面讲述了脂肪如何分解成脂肪酸和胆固醇，流转问题就是在这里出现的。脂肪是怎样通过血液流动传送到身体其他部位的呢？糖和氨基酸都溶于水，它们会自然地溶解到血液中，但是胆固醇和脂肪酸是油性的。

为了克服厌水性，胆固醇这类脂肪通过血液流动四处游走时，就与一种名为脂蛋白（油、脂肪、脂质这三个词在生物化学中可以互换，因此脂蛋白也被称为油性蛋白和脂肪蛋白）的特殊蛋白质有关，它是一种能让特定脂肪溶于水的专用表面活性剂。

脂蛋白分子和脂肪分子融合成颗粒，也就是所谓的脂蛋白颗粒。与胆固醇有关的脂蛋白颗粒至少有两种，即高密度脂蛋白（HDL）和低密度脂蛋白（LDL）。这两种脂蛋白颗粒的名字也藏着一个小秘密：在实验室中，把血液放进离心机之后，高密度脂蛋白会下落到试管底部，低密度脂蛋白却不易离心，会向试管上方移动。这两种颗粒密度的差异部分来自不同的脂肪内核，也与各自的蛋白质外壳有关。从生物学的角度看，它们各自的密度没有显著意义（人体又没有离心机），不同的密度只有在实验室中才能体现出意义。

我们对脂蛋白的功能已经有相当清晰的认识：低密度脂蛋白从肝脏向身体组织输送胆固醇，高密度脂蛋白将多余的胆固醇运回肝脏。这就导致人们习惯将低密度脂蛋白描述成"有害的"（因为它向动脉输送胆固醇），将高密度脂蛋白描述成"有益的"（因为它会将动脉中的胆固醇运回肝

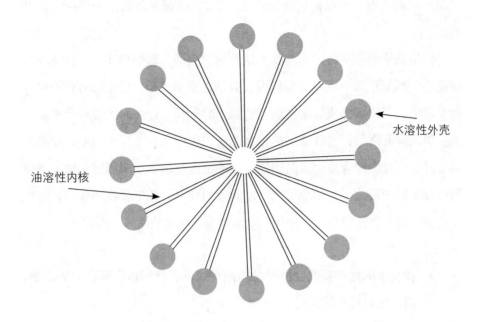

水溶性外壳

油溶性内核

图 24 | 一个脂蛋白

　　脂蛋白的表面包裹着蛋白质和其他能溶于水的化学物质，内核
是做好了防水保护的脂肪或油性部分。

脏）。在血液中循环的总胆固醇，低密度脂蛋白占四分之三，高密度脂蛋
白只占四分之一，当低密度脂蛋白与高密度脂蛋白的比例超过 3:1 时，患
心血管疾病的风险就会提升。

　　血液循环中胆固醇水平过高，已经成为西方国家的流行病。例如，
2011 年，美国疾病控制与预防中心通报称，7,100 万美国成年人（占比
33.5%）低密度脂蛋白胆固醇水平过高。并非所有调查都得出了相同的结
论：过去几十年间，大量公共健康计划得以实施，人们普遍认为，在筛查
和药物的帮助下，民众的低密度脂蛋白胆固醇水平正在下降。尽管如此，
美国疾病控制与预防中心开展的一项研究仍指出，大多数有动脉粥样硬化

风险的患者（冠心病或糖尿病患者），都存在低密度脂蛋白胆固醇水平升高的状况。

但是低密度脂蛋白胆固醇并不是问题的全部。我们都知道，代谢综合征是心脏病发作和中风的主要病因，但令人不解的是，代谢综合征不会导致血液中的总胆固醇或低密度脂蛋白胆固醇升高。让总胆固醇或低密度脂蛋白胆固醇升高的，是饮食中的饱和脂肪，但作用方式似乎对心脏没有影响。然而，代谢综合征会提高错误类型的低密度脂蛋白胆固醇：低密度脂蛋白有不同的形式，包括小型低密度脂蛋白和氧化性低密度脂蛋白，这些是会在代谢综合征中升高，并且形成动脉粥样硬化的形式。因此：

· 膳食中的饱和脂肪会提升总胆固醇或低密度脂蛋白胆固醇的水平，但是它们对心脏无害
· 代谢综合征会提升错误类型低密度脂蛋白胆固醇的水平，这些是有破坏性的

此外，高密度脂蛋白会在代谢综合征中下降，这会促使胆固醇在包括动脉在内的外围组织沉积。

甘油三酯

一坨甘油三酯无论看起来还是摸起来，都和黄油差不多，因为实际上黄油大部分（80%）都是甘油三酯，剩余的20%是水。肉类中的脂肪大部分是甘油三酯，当然肉类中也含有其他脂肪。

和胆固醇一样，甘油三酯在动脉粥样硬化病变部位的浓度也非常高，但是具有杀伤力的甘油三酯似乎不是我们进食后吸收的那部分，而是肝脏生产的。从肝脏传送到外围组织的脂蛋白，名为极低密度脂蛋白，胰岛素抵抗会导致肝脏过量产出极低密度脂蛋白。

此外，2010 年出版《新阿特金斯饮食，给新的你》（*New Atkins for a New You*）的作者杰夫·沃莱克（Jeff Volek）发现，饮食中的不饱和脂肪似乎不会生成血液中的不饱和脂肪，血液循环中的脂肪不会因此发生改变。但是你吃进去的碳水化合物越多，血液循环中的棕榈油酸就越多，棕榈油酸与胰岛素抵抗、心血管疾病和癌症有关。也就是说，饮食中的脂肪不会对我们造成危险，但是肝脏会将碳水化合物转化成脂肪，其中就包括棕榈油酸，这才是真正会杀死我们的凶手。

由于胰岛素抵抗，代谢综合征中危险的血脂变化，会在前驱糖尿病和 2 型糖尿病患者身上出现。1990 年对得克萨斯州 43 位前驱糖尿病患者进行的一项研究发现，他们的血脂数值全都不在健康范围内；2002 年哈佛大学对将近 6,000 位患前驱糖尿病的中年女性护士进行的一项研究表明，她们患心脏病的可能性是健康人的近四倍，患中风的可能性是健康人的三倍。

炎症和促凝血

对于博识之士来说，我上面提到的信息很少会让他们感到惊讶，大家都知道肥胖、胆固醇和高血压对身体有害，但是可能会惊讶暴饮暴食带来的危险还包括炎症和促凝血。

炎症状态

近几十年来最伟大的发现之一，就是炎症（炎症"inflammation"一词源自拉丁语的 *inflammo*，意为"我点燃；我使……燃烧"）是很多疾病的核心，其中不但包括胰岛素抵抗和动脉粥样硬化，还包括癌症，或许阿尔茨海默病也与之有关。

古罗马学者凯尔苏斯（Celsus，公元前 25 年—公元 50 年）将炎症描述为，组织受到损伤后，身体表现出的四重反应（疼痛、发热、泛红和肿胀）。后来又加上了第五重反应（失去功能）。创伤、感染或其他外部因素导致细胞死亡时，局部免疫细胞会被激活，要去清除死亡的细胞残骸，行动过程中，这些细胞会分泌能增加局部血流量的化学物质，让更多血液中的免疫细胞前来支援，这时就会发生其中的三重反应。局部血液流量增加，就会使局部升温（外围组织暴露在空气中，因此血液比外围组织温度高）、泛红（血液是红色的），发生肿胀（血流所占体积增大）。与炎症有关的疼痛和丧失功能，可以归因于组织的原始损伤。

目前提到的都是些众所周知的信息。但是，很多人都想不到，内脏或者说腹部脂肪是一个主要的炎症器官，长期处于炎症状态。代谢综合征患者腹部脂肪层的免疫细胞数量是脂肪细胞的两倍。（"免疫细胞"和"炎性细胞"这两个词我会交叉使用，因为它们会相互转化，相互激活。）因为免疫细胞相对较小，脂肪细胞相对较大，所以免疫细胞入侵时，脂肪组织不会因此肿大三倍，但是腹部脂肪层的细胞主要是免疫细胞，因此它就是一个炎症器官。（脂肪细胞相对较大，因为脂肪细胞基本上就是一个被拉扯得非常薄的细胞包裹着一个大油滴。大家可以把脂肪细胞想象成一个气球：气球里的空气代表脂肪，气球的那层薄橡胶代表细胞质。脂肪细胞中99%都是脂肪，只有1%是细胞质。但是免疫细胞只有细胞质，体积只有脂肪细胞的1%，因此免疫细胞的入侵不会改变腹部脂肪层的总体积。不过，这种入侵会大大增加内脏或腹部脂肪组织的免疫或炎性活力。）

令人吃惊的是，脂肪细胞也是免疫系统的组成部分。我们知道，免疫或炎性细胞会分泌化学物质释放到血液中，因此会招募更多免疫或炎性细胞，脂肪细胞也会分泌这些化学物质。为什么会这样？没有人知道，但是动物的脂肪组织通常与免疫能力有关。美国纽约阿尔伯特·爱因斯坦医学院（Albert Einstein College of Medicine）的两位研究者报告称，脂肪体是动物的主要免疫器官："对于昆虫来说，一种被称为脂肪体的器官主要负责调解免疫反应。"

为什么在漫长的演化过程中，动物的脂肪细胞要么保留了免疫功能，要么在不同门和亚门中，单独演化出了一种脂肪与免疫相互联合的功能？我们不知道，人体与免疫相关的脂肪，是否直接来自昆虫/人类的共同祖先；也不知道，我们的脂肪细胞，是否像许多不同的动物（昆虫、鸟类、蝙蝠等）分别学会飞行那样，通过所谓的"平行演化"，介入免疫系统。在我还是医学生的时候，我们的一位老师是荣格分析学家，他试图让我们相信，人类的十二指肠溃疡是一种演化遗传，就像海洋中的甲壳类受到捕食者的威胁时，胃黏膜会脱落，捕食者吃掉胃黏膜，就离开了。那位荣格分析学家认为，我们得十二指肠溃疡的时候，就是在说："哦，老板，我把胃黏膜献给你，请吃掉它，放过我吧！"我们那位荣格分析学家不是一个好的进化生物学家，但无论如何，我们没有理由怀疑，脂肪组织和免疫系统之间在很久以前就建立了联系。

极少数人先天存在瘦素缺乏症异变，这为我们提供了一条清晰的线索。瘦素是脂肪细胞分泌的一种能抑制食欲的激素，先天瘦素缺乏症患者，因为没有瘦素去抑制他们的食欲，会变得异常肥胖。但是半数瘦素缺乏症患者不是死于肥胖，他们在儿童时期就会死亡，因为瘦素的作用之一是刺激免疫系统，缺乏瘦素会导致免疫系统功能失调。

脂肪细胞充盈时分泌的瘦素，不仅能抑制食欲，还能刺激免疫系统，通过抵御感染，帮我们维持生命。饥饿的人，体内瘦素水平非常低，由于免疫系统受到压制，非常容易感染。

为什么？因为动物必须做出权衡。体力不济的动物（野生动物体力不济可能是因为食物稀缺）当务之急是保持生命体征：当下能否维持心跳，能否为肌肉提供能量？只有当动物有一定能量储备时，才有能力将它们转移到免疫/炎症等非紧急任务上：动物知道，只有当脂肪体被填满时（也就是瘦素水平高的时候，因为瘦素水平的升高与脂肪储备量成正比）才能去转移储备的能量。

因此，肥胖的人免疫/炎症系统非常活跃，通常是有好处的：直到近

期，人类还和众多野生动物一样，主要死于感染，因此拥有活跃的免疫 /
炎症系统可以说是一种恩赐。进入现代，胰岛素抵抗这类非传染性疾病成
为我们的主要死因，对免疫或炎症系统的刺激也因此成为一种麻烦，因为
在没有病原体的情况下，免疫性能的活跃就成了错误。

有意思的是，还存在一个与瘦素完全相对应的激素：脂联素。和瘦素
不同，当人体的脂肪组织觉得空虚的时候，会释放脂联素：厌食症患者血
液中的脂联素水平高，肥胖症患者血液中的脂联素水平低。它的作用也与
瘦素完全相反，曾有一篇论文的标题对脂联素的作用描述得恰到好处:《脂
联素是一种抗炎因子》(Adiponectin as an anti-inflammatory factor)。

也就是说，肥胖症患者血液中的脂肪细胞会分泌炎性化学物质，如果
是在野生环境下，这种物质能救命，在当今清洁的文明社会反而成了一大
麻烦，因为我们不仅不需要过度活跃的免疫 / 炎症系统，出人意料的是，
炎性化学物质还会诱发胰岛素抵抗。为什么?

谁也不知道为什么，可能性最大的是，就像战斗或逃跑时，皮质醇会
诱发胰岛素抵抗，以便将葡萄糖转移至肌肉一样，炎性化学物质诱发胰岛
素抵抗，是为了将葡萄糖转移至免疫 / 炎症系统：当免疫 / 炎症系统被激
活时，它们需要额外的能量，因此如果激活免疫系统的化学物质也能诱发
体内的胰岛素抵抗，它们就能将葡萄糖导向免疫细胞。但是这会引发严峻
的健康问题：以一种名为 C 反应蛋白的炎性化学物质为例，血液中的 C 反
应蛋白水平与心血管疾病、2 型糖尿病的发病概率直接相关。

因此，本节内容可以概述为：代谢综合征中的肥胖症会导致全身性的
炎症，炎症会强化胰岛素抵抗（现在已经不是感染横行的年代），胰岛素
抵抗会助长代谢综合征，代谢综合征会杀死我们。我们或许已经掌握了这
种生物学机制在进化方面的优势。

促凝血状态

中风和心脏病的发作通常是血栓导致的：在出现动脉粥样硬化的情况下，动脉内有血栓形成，往往会导致病发，即动脉阻塞致使大脑或心脏受损，有时可能会致命。这就是为什么治疗心肌梗死（心脏病发作）时，需要注射链激酶之类的溶栓剂。

凝血需要大量蛋白质，但是在一系列脂肪细胞中，我们惊讶地发现，在出现代谢综合征的情况下，凝血蛋白似乎被过度合成了。至于为什么，谁也无法给出肯定的答案，但是与其思来想去，不如把心思放在这个章节要传递的核心信息上。随着年龄的增长，大部分人身上都会出现代谢综合征，代谢综合征是危险的，吃早餐会让它变得更加危险。

专 栏

早餐和代谢综合征：三个实验

早餐会对代谢综合征造成哪些影响？据我所知，有三个实验（不是单纯的观察实验）试图给出答案。第一个，就是我们前面提到的法什奇博士做的实验，他在选择参与者方面出了一些问题。还有就是法国里昂的马丁·拉维尔（Martine Laville）教授进行的实验，他为健康年轻男性提供两种规格的早餐，大份 700 卡路里或小份 100 卡路里，两周之后发现，吃大份早餐的参与者：

- 全天甘油三酯水平更高
- 全天高密度脂蛋白水平更低
- 全天脂肪氧化率明显降低

　　说明吃早餐会导致肥胖和代谢综合征。用拉维尔教授的话说："吃大份早餐对全天的脂质氧化有强烈的抑制作用，我们可以据此推定，参与者体重会日渐增加。"拉维尔教授总结道："我们的研究结果不支持目前关于早餐应该摄入更多能量的建议。"

　　但是巴斯大学的贝茨博士开展了类似的实验，时间跨度为六周，参与者分别是健康者和肥胖者，他发现，吃或者不吃早餐，不会对代谢造成差异化的影响。

　　代谢综合征要经过多年的发展才能形成，因此拉维尔和贝茨的实验只能证实以下几种情况：（1）早餐不能对代谢综合征起到显著的预防作用；（2）我们应该把实验时间延长至几个月，短短几周是不够的。由于拉维尔教授对吃早餐或不吃早餐的研究，实验对象是相同的人，吃不吃早餐只是不同时间的不同行为，而贝茨博士是对两个不同的组进行比较（一组吃早餐，另一组不吃早餐）。因此，从统计学的角度看，拉维尔教授的实验探查到的趋势灵敏度更高，贝茨博士的结果干扰项太多。但是无论哪种方案，只有当实验重复的时间足够长，才能让我们信服。由于缺乏可靠的实验，我们就像天文学家，只能通过观察得知地球绕着太阳转。因此，我们也只能通过观察获知，早上吃东西是危险的，但观察结果也是可以信赖的。

25 | 代谢综合征能否逆转
Can we reverse the metabolic syndrome

代谢综合征不容小觑，吃早餐会增强它的威力。但是，如果我们结合其他饮食策略，同时不吃早餐，能抑制代谢综合征吗？

如果我们能逆转代谢综合征，肯定也能阻止它发生、发展。2009年，英国糖尿病协会执行会长就逆转前驱糖尿病的问题写道："前驱糖尿病患者通常有机会恢复健康……60%的人只需减去适量体重，健康、均衡饮食，增加运动，即可实现。"

是的，我们可以逆转前驱糖尿病（本质上就是代谢综合征），不吃早餐因此又成了讨论的焦点。我们详细谈谈英国糖尿病协会执行会长提出的运动、减重、饮食，还有寿命问题。

运动和减重

运动讲述起来非常简单，无非就是消耗卡路里，帮助我们减轻体重。问题是，运动消耗的卡路里其实少得让人吃惊。英国医学研究理事会（Medical Research Council）的苏珊·杰布博士表示，要想减轻体重"所需的运动量超乎很多人的想象。要骑两小时自行车，才能消耗500卡路里，相当于两个甜甜圈"。

英国利兹大学（University of Leeds）的盖特利（Gately）教授说："如果

你想减掉 0.45 千克脂肪，要从利兹跑到诺丁汉（大约 100 千米）才行，但是如果你想通过节食减重，只需要连续七天每天少吃一顿饭。"

运动燃烧的卡路里相对较少，是因为我们的身体效率惊人。人类平均每天耗能 2,000 卡路里，和 100 瓦的灯泡一天消耗的能量相当。也就是说，一般情况下，人体消耗的能量不会超过一只 100 瓦的灯泡，非常高效。相对于我们从事的巨量活动（包括驱动极其复杂的大脑）来说，我们消耗的能量实在太少了。

哥本哈根大学开展了一项实验，证实了相对而言运动对减肥基本无效。实验将 55 人分为两组，一组以 90% 的峰值心率进行间歇性有氧训练，每周 3 次；另一组实行低卡饮食，每天摄入 800 卡路里到 1,000 卡路里。12 周后，饮食组的体重减轻了约 10%（身体脂肪的 26.6 %），而运动组的体重只减少了 1.6%（身体脂肪的 5.5%）。

更深层次的问题是正式运动排挤非正式运动导致的。用加速度计进行监测，会发现适当做运动的人倾向于通过其余时间放松"奖励"自己，不做运动的人会保留更多身体活动（比如选择不坐电梯、爬楼梯等）。曾有一项研究，选择不同学校的儿童作为研究对象，结果发现，一组儿童"校内体育（正式运动）时间多 64%。回到家却恰好相反，那些白天参加过体育活动的学生，回到家之后会比较松散；白天没有参加体育活动的孩子，回家之后会活跃起来。如果把校内和校外的活动加起来，两组儿童的活动量差不多"。

更糟的是，有些做运动的人体重甚至会增加，因为他们不仅其余时间不想动，还会因为自己在健身房做了"正确"的事，通过大吃大喝奖励自己。谁也没想到，总是活力满满的运动者，杰米·拉姆齐（Jamie Ramsay）的体重也会增加（腹部）。2014 年 5 月 16 日，拉姆齐开始跑步环游美洲（16,538 千米），每天都要跑超过一个马拉松的距离，消耗 6,000 卡路里。但是他在 2016 年 1 月 16 日对《泰晤士报》表示："我身体中段堆积了薄薄的一层脂肪，之前没有。我遇见什么就吃什么，很多当地食物都是高糖的。"

实际上，减重以及保持体重的最佳策略是，运动与限制卡路里摄入相结合：单独执行任意一项，都不是最优选，二者同时进行，能强化彼此的效能。伊利诺伊大学芝加哥分校的饮食专家克丽丝塔·瓦拉迪（Krista Varady）博士将肥胖参与者分成两组，让他们依照不同的策略减重，结果发现：

- 在 12 周内，单独依靠节食减重的人，平均减掉了 3 千克体重
- 在 12 周内，单独依靠运动减重的人，平均减掉了 1 千克体重
- 在 12 周内，运动与节食相结合的人，平均减掉了 6 千克体重

不仅如此，他们血液中的低密度脂蛋白和高密度脂蛋白水平（及亚组分）也逐渐向健康区间靠拢。

运动和寿命

运动有两个目的：一是减轻体重，二是能提高胰岛素的敏感性。从后者来看，事实已经很清楚了：运动对你有益，无须赘言。运动本身会增加肌肉中葡萄糖转运体的数量，作用机制受肌肉收缩调节。由于肌肉是一个巨大的器官组织，这就导致高强度运动之后，从血液中加量摄取葡萄糖的时间会持续 4 到 24 小时。此外，定期运动还能保持体形，提高肌肉中胰岛素敏感性的基准水平：美国一项对 3,000 位前驱糖尿病患者进行的研究表明，饮食、运动相结合，能将发展成 2 型糖尿病的概率减半。

曾有一篇流行病学论文证实了这些研究。为了弄清相对于运动和不肥胖来说，不运动和肥胖真的存在某种程度的危险，一个大型跨国研究小组对大约 33 万欧洲人进行了长达 12 年的跟踪调查。研究小组核定了运动水

平和腰围，并记录了每一例死亡。根据调查结果，该小组得出结论，在2008年欧洲920万例死亡中，有67.6万例（7.5%）可归因于缺乏运动，只有33.7万例（3.6%）可归因于肥胖。小组负责人，来自挪威奥斯陆的乌尔夫·埃克伦德（Ulf Ekelund）教授对英国广播公司表示："不爱运动的人早亡风险最高……应该将身体运动视作一项非常重要的公共卫生策略。与快步走等量的20分钟身体活动，适用于大多数人。"

埃克伦德教授似乎证实了确实存在"肥胖但健壮"式的健康，但是瑞典于默奥大学的彼得·诺德斯特罗姆（Peter Nordstrom）教授不同意他的观点。诺德斯特罗姆教授和他的同事们对130万年龄为18岁的入伍新兵进行跟踪调查，持续时间平均超过29年（其中44,300位在此期间死亡），结果发现："与不健壮但体重正常的人相比，那些健壮的肥胖者早亡风险更高。"换句话说，诺德斯特罗姆教授对肥胖但健壮式的健康表示怀疑。这是在流行病学研究中必然会出现的矛盾，通过这些矛盾，我们得知运动针对的是危险脂肪，即内脏或主要肠道上附着的脂肪：俄亥俄州克利夫兰16名肥胖者，进行了为期12周的剧烈运动后，他们的胰岛素敏感性提升了约33%，虽然皮下脂肪只减少了12%，内脏脂肪却减少了22%。

英国皇家医学院对积累的研究成果进行总结，在2015年2月发布了一份报告，题为《运动：神奇的治愈能力以及医生在运动推广中的作用》（*Exercise: The Miracle Cure and the Role of the Doctor in Promoting It*），其中指出："超过40%的成年人没有达到建议的最低标准，即每周5次，每次30分钟中等强度运动（如骑自行车或跑步）……运动量达到该最低标准的人，患心脏病、中风、痴呆症、糖尿病和某些癌症的风险，至少降低30%。"

运动的治愈能力确实配得上"神奇"二字了。

饮食和胰岛素抵抗

如果说胰岛素抵抗是过度进食导致的，那么应该能通过减轻体重逆转胰岛素抵抗。事实果真如此吗？我们对低胰岛素抵抗的神经性厌食症患者进行观察，发现他们的胰岛素敏感性非常高，这恰恰表明，减重可以降低胰岛素抵抗。

我们还可以通过实验进行验证。英国纽卡斯尔大学的罗伊·泰勒教授要求 29 位 2 型糖尿病患者实行极端节食，每天只能摄入 600—700 卡路里，两个月之后所有人的体重都减轻了 15 千克，而且他们胰岛素抵抗的生物化学指标全部显著逆转。减轻体重成功逆转了胰岛素抵抗。

饮食和 2 型糖尿病

如果说前驱糖尿病是可以逆转的，那 2 型糖尿病呢？罗伊·泰勒证实，2 型糖尿病也是可以逆转的：如果 2 型糖尿病患者能让胰岛素分泌维持在健康状态（大约三分之一的人能做到），然后两个月减掉 15 千克体重，他们的糖尿病就能逆转。可惜，那些已经无法正常分泌胰岛素的 2 型糖尿病患者，即便减轻 15 千克体重，也不能完全康复了（但是他们的胰岛素抵抗会消失），因此，我们应该从中得到教训，我们需要在这些人还处在前驱糖尿病，没发展成 2 型糖尿病时，发现他们。

怎样通过饮食逆转 2 型糖尿病？人们提供了很多复杂的解释，但是从根本上来讲，这个问题其实很简单：这个状况从一开始就是过度饮食造成的，调整饮食就是从根源上做出改变。

从外科的角度看，2 型糖尿病也是可以逆转的。1990 年，已经有很多人开始通过减肥手术治疗肥胖症，减肥手术 "bariatric" 这个词来源于希腊语的 *bari*，意为体重。这些手术包括安装胃束带、建立胃旁路和袖状胃切除术。让所有人感到惊讶的是，在早期接受减肥手术的肥胖症患者中，约有 80% 的人同时患有 2 型糖尿病（当然，其中许多人确实就是 2 型糖尿病患者），这些人的糖尿病都得到了逆转。令人惊讶的是，一篇颇具影响力的论文发表于 1995 年，题为《谁能想到？对于成年后发作的糖尿病来说，最有效的治疗方法居然是一项手术》（Who would have thought It? An operation Proves to be the most effective therapy for adult-onset diabetes mellitus）。

很长时间以来，人们一直认为，2 型糖尿病是一种进行性疾病，减肥外科医生罗伊·泰勒教授证明了这种令人沮丧的观点是错误的。

我的经历

医生诊断我患上 2 型糖尿病时，对我说，这是一种进行性疾病，会越来越严重。他给我开了口服药，但是告诉我，要做好这些药最终会失效的心理准备：必然会发展成 1 型糖尿病，需要定期注射胰岛素。

幸亏我用了血糖仪，很快发现，不吃早餐外加低碳水饮食能让我的血糖维持在低位，现在我的糖化血红蛋白在 46 mmol/mol 左右，这是个实实在在的好消息（要防止发生并发症，糖化血红蛋白必须保持在 48 mmol/mol 以下）。如果我的病在发展，哪怕进展缓慢，也应该更严重，可五年来似乎没什么进展。

我的医生没有因此而感到开心，说能像我这样，患有 2 型糖尿病，医生的建议一句也不听，糖化血红蛋白还能稳定在 48 mmol/mol 以下的，一百个人里面顶多有一个。当初医生建议我：要增加进食频率，要吃早餐，要吃碳水化合物。这三条我全都反着来。当然我的医生只是遵循了国家健康与护理优化研究所的指南，因此我并不怨他。（他还告诉我不要喝酒，这也是个错误建议，后面再谈。）

年龄

明尼苏达州罗切斯特市的梅奥诊所是全世界最受尊敬的医学组织之一。他们在 2014 年指出："年龄越大，患 2 型糖尿病的风险越大，尤其是45 岁之后。"但是梅奥诊所不认为年龄本身是风险因素："可能是因为年纪越大，人们越少运动，在肌肉流失的同时体重却在增加。"

因此在梅奥诊所看来，2 型糖尿病的主要风险因素是过度饮食或缺乏运动，年龄的问题仅在于老年人会自我沉溺，并不涉及不可阻挡的生理进程。

现在，年龄无疑是社会中的一个重要因素。由于公共卫生、临床医学和营养学方面的进步，人类的寿命更长了。实际上，统计数字非常惊人：在预期寿命最高的国家中，过去 170 年来，每十年平均寿命就增加 2.5 年（或者说每年增加 3 个月，每天增加 6 小时），而且还在以这一速度继续增长。因此，你每活一天，你的预期寿命就增加 6 小时（在发展中国家，是 8 小时）。这当然是个好消息。但是，如果年龄增长会导致 2 型糖尿病发生，这个好消息是否就不那么美妙了呢？梅奥诊所认为，年龄本身不会诱发 2 型糖尿病，这是否正确呢？

不同的研究得出了不同的结果，但是我不打算拖着读者把这些研究全都研读一遍，因为年龄不是 2 型糖尿病的一个重要独立风险因素，关于这一点已经形成共识。其实，两大主要致病因素——饮食和运动，恰恰是我们可以改进的。振奋人心的是，只要我们能说服有胰岛素抵抗的老年人少吃多动，就可以避免发展成糖尿病。

我只想提醒大家注意一点，即百岁老人对胰岛素极为敏感，这不仅证实了胰岛素抵抗并非衰老的必然特征，还证实了胰岛素敏感性与长寿相关——反之，胰岛素抵抗会致命。杰拉尔德·雷文已经证明，人体中的胰岛素抵抗，约一半是先天性的，我们对此无能为力（有些人就是比其他人幸运），但另一半可归因于体重、饮食和运动，对此我们可以有所作为。

因此，总的来说，饮食和运动可以逆转胰岛素抵抗，而胰岛素抵抗恰恰是代谢综合征的基础。另外，部分 2 型糖尿病患者的病情也可以成功逆转。如果能逆转，就说明可以预防。控制胰岛素抵抗或 2 型糖尿病的主要策略就是运动加饮食，这就将早餐放到了聚光灯之下，因为有些饮食方案优于其他方案。特别是，那些有用的新兴禁食疗法，正中了早餐话题的下怀。

新型断食法
The new fasting diets

2010 年我被诊断患有 2 型糖尿病时，医生建议我增加进食频率——每天至少三餐，定时加餐。多亏了我的血糖仪，让我及时得知不应该吃早餐，把加餐也省去了。实际上，我有时连午餐都不吃。那段时间人们一直在嘲笑我："泰伦斯这人，谁的话都听不进去。所有人都知道，得了糖尿病要少食多餐！"但是这"所有人"里面并不包括我和我的饮食顾问，而且那时候风向正在发生变化。饮食专家艾米丽·弗里尔（Amelia Freer）捕捉到了这种思想上的变化，她在 2015 年出版的《进食。滋养。发光。》（*Eat. Nourish. Glow.*）中说：

> 我第一次接受营养治疗师培训的时候，惯例是教人们少食多餐，每天三顿正餐，中间两顿加餐……也就是说，我们认为一整天几乎不间断地进食，对我们是有好处的……但是对此存在争议，讲师认为人们不需要加餐……在座的大多数营养学家，也包括我，都微微倒吸了一口凉气……这是人生中有重大意义的时刻之一，你意识到自己长久以来一直坚信的……可能并不正确。

艾米丽·弗里尔接着指出："我们那些靠狩猎/采集为生的祖先，没有取之不尽的三明治、蛋糕和饼干，就连水果和坚果也不是想吃就能吃到，有时食物充足，有时短缺。饥一顿，饱一顿，身体也能适应。"

身体能适应

实际上，身体不仅能适应，而且这样对身体更有好处。禁食已经成为一种积极正面的时尚，伊利诺伊大学芝加哥分校的克丽丝塔·瓦拉迪（Krista Varady）博士是这方面的专家，十年来，她一直在研究禁食对人体的影响。这一章的部分内容就是围绕她的研究展开的。

当今最著名的饮食 / 节食方案有三个：

- **传统减重饮食**
  又称**"热量限制"**或**"卡路里限制"**
- **5:2 饮食**
  又称**"间歇断食法"**或 **1:1 饮食**
- **不吃早餐**
  又称**"限定时间"进食或 8 小时饮食**

传统减重饮食，又称"热量限制"或"卡路里限制"

瓦拉迪（Varady）博士在 2014 年出版的畅销书《隔日断食》（*The Every Other Day Diet*）开篇写道：

> 节食没用。这种话你可能已经听过几十次，甚至几百次了。但是即便"节食没用"已经变成老生常谈，也不代表它是正确的。事实是，*如果你天天节食，那么节食没用*。节食没用，是

> 因为天天吃不饱，不能吃自己喜欢的食物，谁也受不了……节食没用，是因为节食不具实用性！（斜体和叹号是瓦拉迪博士自己加的。）

热量限制行不通，是一件非常遗憾的事，因为热量限制对我们有好处，它不仅是一种饮食方案，也是一种生活方式。1935年，第一次通过研究发现，限制实验室老鼠的热量摄入能延长它们的生命：如果只让实验动物摄入自主进食热量的60%—75%，它们的寿命能延长50%，推迟一系列与年龄相关疾病的发病时间，其中包括糖尿病、癌症、肾脏疾病和白内障。流行病学家表示，这种现象也会发生在人类身上，日本冲绳居民的食量比日本其他国民平均低20%，但平均寿命比其他国民长好几年，那里的百岁老人比大多数工业国家多四五倍。

热量限制对健康有益，这没什么好奇怪的。出于显而易见的原因，热量限制能显著提高胰岛素敏感性（吃得越少，胰岛素水平越低，胰岛素敏感性越强），降低空腹血糖浓度，这两个现象都是身体健康的表现。不仅如此，热量限制还能消减腹部肥胖。

热量限制还能对健康有其他方面的助益。可能出乎很多人的意料，氧气代谢也会带来危险，因为它会生成一种名为"自由基"的化学物质，这种物质会损害DNA和其他重要的分子结构，这种破坏反过来会诱发糖尿病、癌症、动脉粥样硬化，以及其他与年龄增长有关的疾病。但是，只要限制热量摄入，氧气代谢的作用就会降低。

热量限制虽然能延长生命，但对于大多数人来说，很难成为一种受欢迎的生活方式，因为一直觉得特别没意思。全世界有大约5亿人践行"热量限制，营养最优"饮食方案，他们（当然）都身形苗条，从生物化学的角度看是健康的，心理上却过得举步维艰——并非所有人都有坚强的意志力。但是我没有看到该群体数量有爆发的趋势。对于那些正处于挣钱能力巅峰的超模来说，热量限制作为一种生活方式或许不错，但是对我们这些要过平常生活的人来说，并不是一个好选择。因此打算减重或保持低体重的人，会回避热量限制饮食，寻找新的断食法。

（顺便说一下，神经性厌食症的表现，与通常意义上的热量限制的表现不符，因为热量限制不会出现营养不良，厌食症才会出现营养不良。）

周期性断食

华盛顿大学的马努·查克拉瓦西（Manu Chakravarthy）和密苏里大学的弗兰克·布斯（Frank Booth）认为，我们的身体本来就是为了应对"饥一顿，饱一顿"设计的，糖尿病和代谢综合征之所以成为流行病，不仅是因为我们过度饮食，同时缺乏运动，还因为我们不再周期性地禁食。当然，特定文化故意采取了禁食生活方式。事实表明，在禁食期间，血液中胆固醇和甘油三酯的水平会下降。

南加利福尼亚大学的瓦尔特·隆戈（Valter Longo）博士指出，即便对我们无限遥远的远亲——酵母菌来说，周期性禁食也是有益的：让酵母菌轮番处于培养基和水中，它们的生存时间更长，抗毒性更强。每 14 天里，有 4 天限制老鼠热量摄入，它们的体重不会减轻（不限制饮食的 10 天吃得多），反而：

- 存活时间更长
- 血糖和胰岛素水平下降
- 腹部脂肪减少
- 骨密度和脑部神经元增加
- 癌症发生率降低

隆戈博士让 19 位身体健康的人，每个月实行 5 天以植物为主的低热量饮食，他们的血糖、体重、血液中的 C 反应蛋白，以及胰岛素样生长因子 –1 水平全部下降。

此外，禁食还能让生活方式多样化，从而帮助节食者坚持他们的饮食方式。基于上述原因，如今人们开始尝试各种周期性断食方案，主要有两大类。

5:2 饮食法，又称"间歇断食法"或 1:1 饮食法

按照瓦拉迪博士的隔日断食法或 1:1 饮食法进餐的人，隔天摄入 500（女性）或 600（男性）大卡（相当于饮食指南中建议摄入量的四分之一）的热量（人们在断食日不完全断食，是为了维持肌肉质量），但是在其他时候可以随便吃。

间歇断食法在减肥方面能取得什么样的成果呢？瓦拉迪博士查阅了相关研究论文，在减肥方面，间歇断食法的效果，和热量限制相差无几。这就意味着，人类不像老鼠，不会为了补偿断食日而在进食日暴食（只会比正常食量增加 10%）。显然，这是一个令人振奋的消息。

对胰岛素敏感性的影响：瓦拉迪博士发现，间歇断食法也能提高胰岛素敏感性，效果虽然不能说强于热量限制，至少也与之旗鼓相当。因为成比例地减轻体重或单纯地减轻体重，都能改善血糖和胰岛素抵抗，无论是热量限制还是间歇断食都能达到效果。但是，在经过恰当的长期研究之前，我们不知道隔日断食法带来的体重减轻能否让人类更长寿。

间歇断食法有很多种，最流行的并不是瓦拉迪博士最初的 1:1 饮食法，而是麦克尔·莫斯利（Michael Mosley）和咪咪·史宾塞（Mimi Spencer）在 2013 年出版的《轻断食》（Fast Diet）一书中提倡的 5:2 饮食法。这是一本有趣的书，和瓦拉迪博士的《隔日断食》一样，其中包含了大量食

谱，还向读者们透露瓦拉迪博士是一个"苗条、迷人、非常有趣"的人。
5:2 饮食法，建议人们每周两天只吃 500 或 600 卡路里的食物，其余五天
自由进食，这显然比隔日断食更容易做到，或许也是它更受欢迎的原因。
碧昂丝（Beyoncé）、詹妮弗·洛佩兹（JLO）、詹妮弗·安妮斯顿（Jennifer
Aniston）、本尼迪克特·康伯巴奇（Benedict Cumberbatch）和前财政大臣
乔治·奥斯本（George Osborne）都是 5:2 饮食法的践行者。

瓦拉迪博士将自己的 1:1 断食法和莫斯利博士的 5:2 饮食法进行对比，
发现对每周不同的禁食天数进行校正后，两种方法看起来同样有效，不过
部分人采用 1:1 断食法能减轻体重，换成 5:2 饮食法却无法达到减重效果。

不吃早餐，又称"限定时间"进食或 8 小时饮食

但是隔日断食存在一个问题，瓦拉迪博士指出："20% 的人无法忍受
5:2 或隔日断食，但他们可以忍受每天不吃早餐和夜宵。"

限定时间进食，也就是每天部分时间禁食。在可进食的时间（一般约
8 小时）可以自由进食，但在一天的其余时间则禁食。在实践中，限时进
食通常意味着，不吃早餐和上午的零食点心，吃午餐、下午的零食点心和
晚餐，不吃夜宵。詹妮弗·洛芙·休伊特（Jennifer Love Hewitt）和休·杰
克曼（Hugh Jackman）都是 8 小时饮食法的践行者。

瓦拉迪博士查阅相关研究论文发现，当人类和动物每天只在几小时的
窗口时间进食，它们的血脂会得到改善，胰岛素的敏感性也会提高。

瓦拉迪博士又将限时进食和间歇断食进行了比较，发现每天只在几小
时的窗口时间进食，从生物化学的角度看，比自己提出的隔日断食法以及
麦克尔·莫斯利的 5:2 饮食法，效果更佳。

瓦拉迪博士真是个优秀的人！她本是间歇断食法的拥护者，实际上应
该说是这方面的先驱，但是她也承认限时进食法可能更健康。这正是科学

推崇的诚实正直！瓦拉迪博士还发现，在间歇性（5:2 或 1:1）禁食研究中，约有 20% 的参与者退出，而在限时（8 小时）进食研究中，只有约 10% 的参与者退出。

为什么说限时进食法比间歇断食法更健康呢？对此，加利福尼亚州索尔克研究所的萨特旦安达·潘达（Satchidananda Panda）博士给出了解释。《男士健康》杂志主编大卫·辛森科（David Zinczenko）在其撰写的畅销书《8 小时饮食》（*The 8-Hour Diet*）中，对潘达博士做了介绍："萨特旦安达·潘达博士是一个身材矮小、精力充沛的人，他因为对间歇断食科学的新发现，站在了减重领域的前沿……*什么时候吃，可能和吃什么同样重要*（斜体为大卫书中标注）。"

潘达博士在 2012 年公布了一项关键实验。他在实验中，让老鼠吃人类喜欢吃的快餐（汉堡、薯片等），结果发现老鼠也喜欢吃。吃了垃圾食品的老鼠不仅变得肥胖，还出现了胰岛素抵抗、肝脏疾病和炎症。潘达博士又让老鼠吃同样的食物，但是将进食时间限定在 8 小时内：

- 它们吃进的食物量不变
- 没有变胖
- 体内的生物化学状况（肝脏疾病、脂肪和炎性化学物）没有恶化

它们为什么没有变胖？为什么体内的生物化学状况没有恶化？潘达博士在论文中指出，每天只在 8 小时内进食能强化肝脏的昼夜节律。这是什么意思？

两套昼夜节律

据悉，人体至少有两套昼夜节律，它们可以互不干扰，独立运行。众

所周知，我们习用的那套节律是由 24 小时的光 / 暗周期设定的，负责调节醒、睡和时差。如果我们改变进食时间，我们的肝脏和肠道的周期性活动就会转换到不同的时区；如果我们改变进食模式，比如推迟 6 个小时，消化节律就会跟着改变，即便 24 小时光 / 暗周期保持不变。这样一来，我们的松果体时间可能是上午 7 点，而肝脏时间是下午 1 点。

2001 年，美国国家科学基金会的一个研究小组在《科学》(Science) 杂志上发表了一篇论文，标题正是对他们研究发现的概括：《通过进食调整肝脏生物钟》(Entrainment of the circadian clock in the liver by feeding)。用以色列耶路撒冷希伯来大学奥伦·弗洛伊 (Oren Froy) 教授的话说，对于我们的消化器官来说，"进食的主导性"强于光 / 暗昼夜节律。

也就是说，我们的肠道有自己的昼夜节律——由我们的饮食模式设定。肠道的昼夜节律很可能与 24 小时的光 / 暗周期不同步。那么，这种占支配地位的周期是如何形成的呢？

有一种重要的基因，名为 Per1 基因（也就是周期节律基因），这种基因能帮助设定昼夜节律。在松果体（分泌褪黑素的腺体，褪黑素能帮助身体大部分器官设定昼夜节律）中，Per1 基因的表达就是跟踪光 / 暗周期的变化。反过来，Per1 基因也能确保褪黑素的分泌。

其他遵循昼夜节律的器官，也会表达 Per1 基因，但当动物的进食模式发生改变时，消化器官的 Per1 基因表达模式就会从光 / 暗周期转向进食周期。例如，老鼠在夜间进食（它们是夜行动物），但是在实验室环境下，如果只在白天给老鼠喂食几个小时，它们肝脏的 Per1 周期就会发生变化，执行新规则不超过三天，它们肝脏的消化时钟就能调整 8 小时。不过，老鼠松果体的 Per1 基因表达在光 / 暗周期中保持不变，因此老鼠身上有两套昼夜节律，松果体的昼夜节律由光 / 暗周期决定，而肠道的昼夜节律则由进餐时间决定。

Per1 基因与相关的 *Per2* 和 *Per3* 基因一样，都能调节肝脏合成葡萄糖的速率。事实上，其他一系列关键代谢途径也受肠道昼夜节律调节。潘达博士在研究 *Per2* 等昼夜节律基因的表达时发现，当动物每天只有 8 个小时的进食时间时，这些基因的表达峰值要比允许动物全天进食时高得多。因此，限时进食相当于给它们的昼夜节律提供了一个定时的"助推力"，就像孩子荡秋千时，父母会在特定的时间点推一下。鉴于大量代谢活动都受 *Per2* 控制，动物 8 小时进食时胰岛素敏感性正达到峰值，24 小时进食时胰岛素抵抗较强，而胰岛素抵抗会让动物发胖。潘达博士用以下几句话对他的研究成果做了总结："只需将摄入食物的时间限定在 8 小时内，就能完全受益——无须担心食物摄入过量……昼夜节律减弱和禁食时间缩短，均是肥胖和糖尿病的诱因。"

奥伦·弗洛伊教授也做过类似的实验，当他每天只给老鼠 3 个小时的进食时间时，以下对健康有害的指标纷纷下降：

- **食物摄入量降低** 7%
- **体重降低** 5%
- **血液中的甘油三酯和胆固醇水平分别下降** 25% **和** 40%
- **促炎化学物 IL-6 和 TNF-** ∝ **水平降低** 300%

弗洛伊教授以两种方式喂食小鼠，一种是 4 小时高脂饮食，另一种是 24 小时低脂饮食，借此说明形成高振幅昼夜节律的重要性。小鼠从饮食中摄入等量的卡路里，但是与进食时间为 24 小时的小鼠相比，进食时间只有 4 小时的小鼠体重更轻，胆固醇水平更低，胰岛素敏感性更高。

4 小时进食方案强化了动物的昼夜节律，使得在进食时间，几种关键的酶，活性最大化。因此，"什么时候吃，可能和吃什么同样重要"这句话或许真的没错。

鼠终归是鼠。人类呢？捷克共和国布拉格查理大学的哈娜·卡赫勒娃（Hana Kahleova）和她的同事们发表的一篇论文，对人类每天只在固定的时间吃两餐存在哪些价值，进行了说明。论文取了个长标题，其中部分内容正是对研究结果的总结：《对 2 型糖尿病患者来说，每天吃两顿大餐……比吃六顿小餐……更有效》（Eating two larger meals a day…is more effective than six smaller meals…for patient with type 2 diabetes）。

卡赫勒娃博士对正在实行减重饮食的 2 型糖尿病患者进行研究，发现与那些把相同热量的食物分六顿吃的人相比，那些每天只吃两顿饭的人，减肥效果更好。每天只吃两顿饭的人比相同热量的食物分六顿吃的人，以下几项指标下降得更多：

- **体重**
- **肝脏脂肪**
- **空腹血糖**
- **胰岛素水平**
- **胰高血糖素水平**
- **胰岛素敏感性**

因此，总的来说，无论是从减重的角度看，还是从健康的角度看，与单纯的热量限制相比，周期性禁食的效果更优良，各种禁食方案中，8 小时进食法是最好的。在各种各样的 8 小时进食法中，不吃早餐、上午的零食点心和夜宵的进食方案最佳。

为什么在昼夜节律高峰期进食有益于健康

关于这个问题，提问的时候也可以更换一些措辞：胰岛素抵抗是怎样让我们变胖的？8小时进食法表明，在昼夜节律高峰进食，就相当于在胰岛素敏感性最高的时候进食，这时候的能量转换最不容易使人发胖。但是为什么胰岛素敏感性高能使身材苗条呢？这一切是如何发生的？胰岛素敏感性低为什么就会胖呢？1993年，加州大学圣迭戈分校的罗伯特·亨利（Robert Henry）和他的同事们，公布了一项有趣的实验，帮我们找出了问题的答案，这次的实验对象是14位2型糖尿病患者。

按一般标准来看，这些患者的病情都控制得很好，但他们的血糖值都明显处于高位，于是亨利做了一件有趣的事：他给这些患者开了强化胰岛素治疗处方（通常，2型糖尿病患者只需接受口服药物治疗，胰岛素是1型糖尿病患者的专用药）。随后，这些患者在两个方面迅速发生了变化。首先，患者的平均血糖水平下降到了正常范围，但是为了使血糖下降，他们血液中的胰岛素水平几乎翻了一番，从300pmol/l上升到了500pmol/l。

6个月后，亨利看到了耐人寻味的后果：

· 患者体重增加了。而且增加了很多，6个月内从93.5千克增加到了102.2千克（每月增加1.45千克，6个月增加8.7千克）。

· 体重是在患者食物摄入量减少的前提下增加的：在研究开始时，亨利的病人平均每天摄入2,023卡路里，但在接受胰岛素治疗6

个月后，摄入的热量减少了 300 多卡路里，降至每天 1,711 卡路里。因此，体重增加并不是食物摄入量增加导致的，而是在食物摄入量减少的情况下，通过胰岛素拼命将能量转化为脂肪储存起来实现的。

这个实验告诉我们，当你出现胰岛素抵抗时，胰岛素就成了让你发胖的激素。那么，什么时候胰岛素抵抗最强呢？早餐时间。

因此，我们早上吃东西时，会分泌比平时更多的胰岛素，这会让我们变得肥胖，而肥胖反过来又会进一步强化胰岛素抵抗（和胰岛素升高是一个道理），这样就形成一个恶性循环：要分泌更多胰岛素来克服胰岛素抵抗，导致肥胖和胰岛素抵抗越来越严重。长此以往，吃早餐就是在给前驱糖尿病和代谢综合征添柴加薪，各种危险后果会随之而来。

阿特金斯（Atkins）和陶布斯（Taubes）提出过一个著名的观点，他们不认同"一卡就是一卡"，否认碳水化合物——通过刺激胰岛素分泌——比脂肪更容易发胖。亨利的实验似乎证实了胰岛素确实是一种会使人发胖的激素。但是，在可控的实验室环境下，针对禁食或体重增加者的生化实验似乎表明，一卡确实就是一卡，同等热量的脂肪或碳水化合物，会产生同样的瘦身或增肥效果，是瘦身还是增肥，仅取决于限制饮食还是过度饮食。这些分歧再次表明，我们对食物和饮食的认知还有很多不确定的地方。但是，对这个矛盾的结论，也可以做出解释，即在正常环境下（非实验室的自在生活状态或日常情况下），碳水化合物可能确实会使人发胖。因为，对 270 名美国人进行为期两年的调查结果显示，碳水化合物比脂肪更容易引起饥饿感。这大概是因为，胰岛素突然升高会刺激胃饥饿素，从而诱发饥饿感。

一日一餐

如果我们将卡赫勒娃博士的研究进行到底，如果我们每天只吃一顿饭，会发生什么？巴尔的摩国家老龄化研究所的马克·马特森（Mark Mattson）博士和他的同事们做了这个实验，却得出了一个不明确的结果。马特森博士鼓励参与者一餐吃下三餐的饭量，结果参与者的生物化学指标变差：胰岛素抵抗恶化。马特森博士没有解释原因，但我认为其中的原委很容易厘清：一天只吃一顿饭时，是在胰岛素抵抗的情况下吃的，这时的胰岛素抵抗，是禁食催生的游离脂肪酸驱动的；但是一天吃两顿饭时，由于前面提到过的第二餐现象，第二餐是在胰岛素敏感的情况下吃的。一日两餐，似乎是最佳进食方案。

不过，马特森博士也指出："一日一餐时，如果我们不要求参与者摄入平时三餐的食物量，他们一天摄入的食物总量会比吃三餐时少。"

因此，当人们每天只吃一顿饭时，他们会自然而然地比一日多餐吃得少，所以一日一餐利大于弊。我为什么这么肯定呢？因为马特森博士本人曾接受过《8小时饮食》的作者大卫·辛森科和《美国新闻与世界报道》（US News and World Report）的采访，其中提到，他"每天不吃早餐，大多数时间不吃午餐，主要靠晚餐补充大部分营养"。

或许马克·马特森是在效仿两位英国演员——乔安娜·拉姆莉（Joanna Lumley）和奈杰尔·哈维斯（Nigel Havers），他们都曾公开表示，自己身形纤细是因为一天只吃一顿饭，还说很多演员都这样。拿破仑·波拿巴（Napoleon Bonaparte）可能是一个更有说服力的榜样：安德鲁·罗伯茨（Andrew Roberts）在其2014年出版的人物传记《拿破仑大帝》（Napoleon the Great）中提到，波拿巴年轻时"每天只吃一顿饭，在下午3点"，即便在圣赫勒拿岛，生命已经走到尽头，他每天也只吃两顿饭：早上 6 点起床，但是上午 10 点之前不会吃东西，晚餐在傍晚时吃。

总之，断食对人体有益，在所有断食法中，不吃早餐和夜宵是最健康的。

专栏

大卫 · 辛森科的 8 小时饮食法

辛森科的书相当于波拿巴饮食法的通俗版。虽然辛森科提到了一些研究论文，但是没有提供参考文献，他的书更像一份鼓舞人心的宣言，而不是对研究结果进行认真、谨慎、细致的分析。因此封底写的是：

· **全天候减重！**
· 错误：你是什么样的人，取决于你吃什么
· 事实：你是什么样的人，取决于你什么时候吃

此外，辛森科的书中还收录了大量食谱和运动训练（本书中没有）。虽然辛森科没有涉及太多学术方面的内容，却认真思考过那些与早餐相关的准则：

一天中最不重要的一餐

请允许我代表全国的健身专家、饮食类书籍的作者、追赶潮流的营养学家、减肥诊所……向大家表达歉意。我们这些人一直在废话连篇，有关早餐的废话也没少对大家说……我们都看到了"真相"：经常不吃早餐的人，450%会变成胖子。吃一顿丰盛早餐能"启动"新陈代谢，燃烧更多卡路里。可惜这些全是假的……

好消息是：不吃早餐……

很多践行8小时饮食法的人，会选择把午餐当早餐……第一天不吃早餐可能比较难过……一个月之后，大多数尝试者都说，不吃早餐已经成为一种日常，丝毫不会觉得痛苦。

27

3 型糖尿病
（以及代谢综合征的其他后果）

Type 3 diabetes (and other consequences of the
metabolic syndrome）

胰岛素抵抗和代谢综合征本身并不致命，但它们导致的疾病却会致命，其中最主要的三种疾病是动脉粥样硬化、癌症和阿尔茨海默病。这三种可怕的疾病，就是我要在这章探讨的内容，在探讨过程中有两个意外发现。首先，这三种疾病揭示了胰岛素另外一个作用。

胰岛素的其他作用

至此，我已经介绍了胰岛素在刺激细胞吸收葡萄糖方面的作用，实际上胰岛素还有一个作用：它也是一种生长因子，能刺激某些细胞生长。这种刺激可能是危险的，甚至是致命的，因为其中也包括癌细胞、炎症细胞和平滑肌细胞。

可悲的是，当一个人产生胰岛素抵抗时，只有胰岛素刺激葡萄糖吸收的作用受到抑制，胰岛素刺激细胞增殖的作用却不受影响。因此，当血液中的胰岛素水平上升，以补偿组织对葡萄糖摄取的抵抗时，胰岛素刺激细胞增殖的作用，会随着胰岛素水平上升的增强，从而导致动脉粥样硬化和癌症。

第二个意外发现是，数十年来，人们一直认为大脑对胰岛素不敏感，但现在人们已经认识到，大脑对葡萄糖的吸收，在一定程度上其实也受胰岛素调节。这就意味着，当一个人出现胰岛素抵抗时，也会在一定程度上抑制大脑对葡萄糖的吸收，进而诱发阿尔茨海默病。

现在，我们来讨论动脉粥样硬化、癌症和阿尔茨海默病。

心脏病发作和中风的流行病学概述

这些心血管系统疾病，基本上都是动脉粥样硬化造成的后果，动脉粥样硬化曾被通俗地称为"动脉硬化"，实际上说它是一种动脉炎症，可能更恰当。看完动脉粥样硬化的发展历史，会让人觉得挫败、沮丧。以下内容摘自英国心脏基金会发表的《1961—2011年冠心病发展趋势》(*Trends in Coronary Heart Disease 1961—2011*)：

· 1961年，英国约有16.6万人死于冠心病
· 2009年，英国约有8万人死于冠心病
· 1961年，英国死于心血管疾病的人数占总死亡数的50%以上
· 2009年，英国死于心血管疾病的人数占总死亡数的32%

（心血管疾病 = 冠心病 + 中风）

然而，紧接着英国心脏基金会感叹道："尽管心血管疾病的发病率有所下降，但它仍然是英国人最大的杀手。"这在很大程度上是因为前驱糖尿病、肥胖症和2型糖尿病的流行。英国的这些经历很有代表性，工业化国家都经历过。由此引出了两个问题：心血管疾病的发病率为什么会下降？是什么让发病率仍然保持在如此高的水平？

心脏病和中风发病率下降，是以下三大因素导致的。首先，吸烟率下

降，如果说人类做过什么自作自受的事，那一定是发现了烟草的乐趣。其次，动脉粥样硬化性心血管疾病的两大诱因分别：（1）血液循环中胆固醇及其危险亚型水平升高；（2）高血压。这两大诱因的检测和治疗成效越来越好。第三，英国南安普敦大学伟大的已故流行病学家大卫·巴克（David Barker，1938—2013）发现的胎儿胰岛素抵抗现象。

从1911年开始，英国赫特福德郡会给出生的所有婴儿称重，巴克教授找回这些数据，并用这些数据与婴儿以后的健康状况进行对比。他发现婴儿越小，其成年后（甚至70年后）患心血管疾病和2型糖尿病的风险就越大。这种相关性真是出人意料！婴儿之所以小，可能是因为胎儿时期营养不良，但是，为什么营养不良的胎儿会在长大成人，即几十年后，发展成易患动脉粥样硬化、高血压、高血脂和代谢综合征中的前驱糖尿病呢？

这是因为营养不良的胎儿必须做出选择：要保护哪些器官？是让所有器官同样营养不良，还是以牺牲其他器官为代价保护某些器官？看来，营养不良的胎儿选择保护自己的大脑（这种应对与成人没什么差别：成年哺乳动物挨饿时，大部分器官都会萎缩，但是大脑例外；如果是小鼠，受保护的还有睾丸）。

因此，当胎儿处于饥饿状态时，会夺走非脑器官的营养，导致其成年以后身材矮小。为了让非脑器官变小，胎儿会诱导肌肉和其他主要器官对胰岛素产生抗性，从而抑制它们对葡萄糖的吸收，以便将葡萄糖留给大脑。一旦胎儿的新陈代谢变得像代谢综合征那样，他们会终生保持这种代谢方式。

因此，胰岛素抵抗、代谢综合征、心脏病、中风、2型糖尿病和高血压，这些疾病都是孕妇营养不良（贫穷）导致胎儿营养不良造成的。由于贫穷仍然非常普遍，全球十大死因（见表27.1）主要是穷人的苦难，其中

表 27.1 | 全球十大死因

1	动脉粥样硬化性心脏病（每年 750 万人死亡）
2	中风（700 万）
3	慢性肺病（300 万）
4	肺炎（300 万）
5	肺癌（150 万）
6	艾滋病（150 万）
7	腹泻（150 万）
8	糖尿病（150 万）
9	交通事故（130 万）
10	高血压（110 万）

资料来源：数据来自世界卫生组织（2015 年）发布的《十大死因》（*The Top 10 Causes of Death*）。

注：死于这十大死因的人数占全球死亡总数的一半以上。现在，全球预期寿命约为自出生起 67 岁，各地区存在明显差异，最低至斯威士兰的 46 岁，最高至日本的 84 岁。2012 年，全球约有 5,600 万人死亡，但出生人口更多，达 1.4 亿，因此全球人口仍在增长 [人口资料局《2012 年世界人口数据表》（*2012 World Population Date Sheet*）]。

包括腹泻、艾滋病和交通事故，也包括代谢综合征引发的心脏病、中风、糖尿病和高血压。或许有些出人意料，这些病不完全是富裕阶层后天获得的代谢综合征。

随着西方国家越来越富裕，孕产妇和胎儿营养不良导致的代谢综合征日益减少（英国心脏基金会记录的心血管疾病也因此减少），但相应地，随着营养加速过剩，成人的代谢综合征日益增加，因此心脏病、中风、高血压和糖尿病仍然保留在最富裕国家的十大死因名单上（见表 27.2）。

表 27.2 | 世界上最富裕国家的十大死因（括号内数字是每年每 10 万人中的死
亡人数）

1	动脉粥样硬化性心脏病（158）
2	中风（95）
3	肺癌（49）
4	阿尔茨海默病和痴呆症（42）
5	慢性胸部疾病（31）
6	肺炎（31）
7	结肠癌和直肠癌（27）
8	糖尿病（20）
9	高血压性心脏病（20）
10	乳腺癌（16）

资料来源：数据来自世界卫生组织（2015 年）发布的《十大死因》。

罗马有一位伟大的剧作家，和我同名，这位泰伦斯（Terence）曾劝诫世人"凡事要适度"，时至今日，我们依然应该听从他的建议：我们需要吃得足够多，防止母亲将胰岛素抵抗传给胎儿，但又不能吃得太多，以防止母亲自己发展成胰岛素抵抗。

胎儿和成年人的代谢综合征之间，存在一个值得注意的区别。在胎儿身上显得更加不幸，因为他们的代谢综合征似乎会终生存在；但相对幸运的是，成年人因暴饮暴食引起的代谢综合征可以逆转，因此也可以预防。瑞典的一项研究，对大约 21,000 名健康男性进行了长达 12 年的跟踪调查，结果发现，其中约有 1,350 人患上了心脏病；但那些避开五大特定危险因素的男性，患心肌梗死的概率降低了近 80%。产生这种差异化影响的因素包括：

1. 不吸烟

2. 腰围小于 95 厘米

3. 健康饮食（根据 20 世纪 90 年代末的定义，即富含水果、蔬菜、坚果、减脂乳制品、全谷物和鱼类；如今的健康饮食可能更看重全脂乳制品，同时建议有节制地食用全谷物）

4. 积极锻炼身体（每天步行或骑自行车 40 分钟以上，每周锻炼 1 小时以上）

5. 适度饮酒（每天 10—30 克酒精，相当于每天 1 大杯或 250 毫升葡萄酒）

关于女性心脏病发病风险的问题，针对女性进行的类似研究，也得出了类似的结论。

英国心脏基金会的一位发言人，评论瑞典的这项研究时说，冠心病"在很大程度上是一种可以预防的疾病"（这是一个非常令人振奋的表述，说明他们也认为我们不必像接受宿命那般接受代谢综合征）。可惜，能完全遵守上述五种健康行为准则的男性只有 1%（本书的读者会认识到第六种健康行为，也就是不吃早餐，但瑞典人没有对此进行研究）。

身高、酒精、长寿食物和长寿

身高

胎儿时期营养不良，出生后的体形也会较小，这些婴儿长大成人后，不但个子矮小，而且易患心脏病。但也有一些基因会导致成人个子矮小，而且这些基因也容易导致心脏病（原因尚不明确）。英国莱斯特大学的一项研究覆盖20万人，结果发现，成人身高越高，患冠心病的风险越低，每6.4厘米风险降低13.5%：一个身高152厘米的人，患心脏病的风险比身高182厘米的人高64%。

但是咱们这些高个子（我身高188厘米）先不要沾沾自喜，要知道生物学讲究机会均等：高个基因也与癌症相关。牛津大学在1996年至2001年间，对英国130万中年妇女进行过一项调查，结果显示，身高超过152厘米的妇女，每增加10厘米，患癌症（结肠癌、直肠癌、黑色素瘤、乳腺癌、子宫癌、肾癌、淋巴瘤、非霍奇金淋巴瘤和白血病）的风险就会增加16%。

酒精

地中海饮食离不开酒精。我在前面提到过，2013年，瑞典林雪平市医疗部门的汉斯·古德布兰德博士和他的同事们发现，如果2型糖尿病患者不吃早餐，而是按照地中海模式，合并成一顿丰盛的午餐，那么他们午餐后的血糖水平，不会比只吃一顿正常的午餐高。但是，由于古德布兰德博士在午餐时为参与者提供了葡萄酒，因此我们无法判断他眼中的地中海模式的益处，有多少应该归功于不吃早餐，又有多少应该归功于午餐时提供的葡萄酒，也有可能二者都有贡献。

长寿食物

我们都知道，限制热量可以延年益寿，还能催生某些基因和酶的活力，其中就包括长寿基因和长寿酶。巧克力中的多酚和红酒中的白藜芦醇等化学物质，也能使长寿基因和长寿酶变得活跃，因此长寿健康产业，围绕着富含这些化学物质的食品，蓬勃发展起来。

大学里的科研学者会为长寿饮食背书，他们提倡食用绿茶、黑巧克力、姜黄、羽衣甘蓝、蓝莓、欧芹、刺山柑、柑橘类水果、苹果、特级初榨橄榄油、核桃、大豆/豆腐、大蒜芥、草莓、芹菜、荞麦、椰枣、咖啡、龙葵、红菊苣、紫洋葱、鸟眼椒和红葡萄酒等食物。但是其他科学家对此持怀疑态度，他们认为有关这些食物的长寿报告，是建立在主观愿望和实验错误基础之上的。对于这个问题，我无法做出判断，因为坦率地说，无论如何，长寿食品普遍有益于健康。我在 2016 年 1 月 2 日的《泰晤士报》上，读到一位记者的评论，她详细描述了自己亲自试验长寿饮食的过程，这激发了我的兴趣："我发现，热量限制成功的关键，完全在于不吃早餐。"看来，她遵循长寿饮食，最终取得成果（三个月内减掉 12.7 千克体重），午餐前不吃东西厥功至伟。

长寿

影响长寿的因素当然很复杂。对 1913 年出生于瑞典哥德堡的约 850 位男性进行的一项调查显示，那些 100 年后，也就是 2013 年仍健在的人，他们的母亲也很长寿（即这些男性遗传了优良的母系基因），而且他们往往经济宽裕、不吸烟、胆固醇水平健康、每天喝咖啡不超过四杯（即这些男性的居住环境良好）。该研究因此得出结论，母系遗传和各种各样的环境因素，决定人的寿命。令人鼓舞的是，环境因素比遗传因素的影响力更强（之所以说令人鼓舞，是因为我们可以主动改善环境）。

动脉粥样硬化

gruel 是一种粥，希腊语是 *athera*，*sclerosis* 的意思是"硬化"。因此，动脉粥样硬化"atherosclerosis"一词就是指，动脉壁上堆积的粥样物质导致动脉硬化。

这种粥样物质是什么？就是脓。我们都很熟悉脓肿的脓，动脉粥样硬化的脓与之差别不大。脓基本上是一种混合沉积物，由死亡和濒死的免疫细胞、炎症细胞（和前面一样，"免疫细胞"和"炎症细胞"这两个术语在这里会交替使用）和其他碎片（比如胆固醇、甘油三酯）组成，动脉粥样硬化中的脓，还混入了动脉壁上的平滑肌细胞。

化脓的原因是什么？炎症。当组织受损时，它们会通过炎症来愈合，而动脉粥样硬化可以看作动脉受损后的一种持续炎症反应。因此，动脉粥样硬化会出现在动脉受损部位，动脉分支和弯曲处容易出现损伤。为什么会这样？因为血液流动。动脉的内膜很脆弱，当血液流过时，如果受到干扰没能顺畅通过，内膜就会受损；由于动脉的分支和弯曲处会干扰血液流动，这些部位就容易形成动脉粥样硬化。

当一段动脉受损时，它的炎症和修复机制就会被激活。如果人体环境是健康的，动脉修复完成后，可以不留一丝痕迹。我记得，还是医学生的时候，参加过一次尸检，那是一位印度裔女士，43 岁，身形苗条，她终生吃素，主动脉的光滑程度像婴儿一样。但是许多西方人的动脉修复，却无法做到天衣无缝，往往会形成动脉粥样硬化。为什么会这样？原因有很多：

- 招募低密度脂蛋白颗粒，运往受损组织，是愈合过程的重要组成部分（组织修复需要细胞增殖，而细胞增殖就需要合成新的细胞膜，细胞膜就是由大量胆固醇构成）。如果血液中的胆固醇水平过高，或者更重要的是，如果不健康的低密度脂蛋白亚型水平过高，那么过多的胆固醇就会在病变部位沉积，从生物学角度看，沉积的胆固醇具有刺激性，因此会引发进一步的炎症
- 甘油三酯情况类似
- 如果血压过高，血流紊乱会造成更严重的损害
- 如果血液中的胰岛素水平过高，就会过度刺激炎症以及其他细胞对炎症的反应

因此，在代谢综合征中，动脉炎症并不会在动脉愈合后消失，而是会变成真正意义上的"慢性"炎症，因为炎症会自我供养，不会消失。实际上，动脉粥样硬化只是慢性炎症的一种（动脉粥样硬化的伤害看起来和肺结核以及硅胶乳房假体的慢性炎症类似），但不管怎么说，它是一种危险的慢性炎症，这也是为什么约三分之二的 2 型糖尿病患者会死于心脏病和中风：胰岛素升高是助长动脉粥样硬化的恐怖推手。

动脉粥样硬化的杀人手段多种多样：

- 粥样斑块会使动脉壁内侧破裂，从而形成血凝块，血凝块会堵塞动脉，杀死动脉正常灌注的组织
- 斑块可能会使动脉壁变得脆弱，以至破裂，从而使血液渗漏甚至喷出动脉网络
- 斑块可能会慢慢堵塞动脉，导致正常灌注的组织逐渐死亡

胆固醇与中风的神奇悖论

有时，低密度脂蛋白胆固醇（LDL-C）值高，对人有好处。中风分为两种类型。大约 80% 的中风（"缺血性中风"）是动脉粥样硬化斑块导致血液凝结，阻塞动脉造成的；大约 20% 的中风（"出血性中风"）是动脉破裂造成的，动脉破裂的原因通常是脆弱的动脉受到高血压的压力。缺血性中风的病因与心脏病发作的病因相同，但出血性中风是由于血液中的低密度脂蛋白胆固醇水平过低，无法满足局部修复机制的需要！（出血性中风的逻辑完全不同，高水平的低密度脂蛋白胆固醇可以预防出血性中风，因此使用他汀类药物会加重出血性中风。）

此外，英国一项针对慢性心力衰竭患者的研究表明，血液循环中的胆固醇水平越高，患者存活的时间就越长。

这些数据的提示让人心动，胆固醇是一种人体必需的化学物质。这就要提到他汀类药物了。围绕他汀类药物存在巨大的争议，相关争议不在本书的讨论范围之内。在这里我只需要告诉大家，科学家开发他汀类药物的目的，是为了降低血液循环中的胆固醇水平，因此也能用来治疗代谢综合征中的低密度脂蛋白胆固醇及危险的低密度脂蛋白亚型水平升高。他汀类药物除了具有抗胆固醇的作用，还具有抗炎作用，虽然原因不明，却也是一个好消息。

按照美国和英国卫生部门最近的指导意见，40 岁以上的成年人中，约一半应该服用他汀类药物；正如英国广播公司（BBC）报道的那样，"应该服用而没有服用他汀类药物的人，还有数百万人之多"。随着代谢综合征的加速发展，很多超过 40 岁的人出现血脂异常，两国卫生部门提出的那个令人震惊的建议，正是建立在此基础之上的。我认为，官方的判断是正确的，但他们的建议是错误的。我之所以这样说，是因为哈佛大学的约翰·艾布拉姆森（John Abramson）曾明确指出，他汀类药物本身也存在风险（例如会促进 2 型糖尿病的发生），而且他认为，如果作为预防措施，给代谢综合征患者或血脂异常但尚未患心脏病或中风的人开他汀类药物处方，他们的总死亡率并不会因此降低。

因此，最恰当的做法应该是，给已知有心血管问题或有明显风险病症——比如糖尿病患者，开他汀类药物；但我们或许不应该通过大量使用多种药物来预防心血管疾病，而应该通过低碳水饮食、改变生活方式和不吃早餐来预防。人类比之前的任何时候都富足：我们应该利用这些财富，培养健康的生活方式，而不是去买药吃，不是吗？

癌症

癌症作为一种疾病，实际上就是细胞增殖失控，而胰岛素对细胞增殖的刺激（或许与一种名为胰岛素样生长因子 –1 的激素有关），是 2 型糖尿病患者某些癌症发病率翻倍的原因。我们前面提到过，胰岛素还能刺激免疫系统，从而促发炎症。而炎症可以促进细胞增殖，因此也是癌症的诱因。而且，炎症也会刺激胰岛素抵抗，从病发至死亡，就相当于陷入了恶性循环。德国明斯特大学的亨斯（Hense）教授领导的一项最新研究发现，给病人开胰岛素处方，会增加他们的患癌风险，这样看来也就没什么好奇怪的了。亨斯教授的研究表明："胰岛素疗法会将患癌风险提升约 25%。"

2010 年，美国糖尿病协会和美国癌症协会联合发布了一份报告《糖尿病与癌症》（*Diabetes and Cancer*），报告指出，糖尿病患者肝癌、胰腺癌和子宫内膜癌的发病率是非糖尿病患者的两倍，结肠癌、直肠癌、乳腺癌和膀胱癌在糖尿病患者中的发病率虽然没有翻倍，也比一般人高。有一种癌症在糖尿病患者中发病率较低，那就是前列腺癌，但肥胖可能会增加死于前列腺癌的风险。

超重和肥胖与胰岛素水平升高有关，因此也是癌症的危险因素，与超重和肥胖关系最密切的癌症包括乳腺癌（绝经后妇女）、结肠癌、直肠癌、子宫内膜癌、胰腺癌、食管癌、肾癌、胆囊癌和肝癌。

痴呆症

阿尔茨海默病和其他痴呆症，在富裕国家日益普遍，这很难不令人沮丧。阿尔茨海默病协会在 2010 年通报称，在美国，痴呆症在所有死因中位列第六，估计约有 530 万美国人患有痴呆症。在美国，每 70 秒就有一人罹患痴呆症，而且发病率还在不断上升：2000 年至 2006 年间，发病率上升了 46.1%。按照目前的趋势，到 2050 年，将有约 1,100 万至 1,600 万美国人罹患痴呆症。有一种现象在流行病学中十分常见，那就是不同的研究会得出不同的结果。弗雷明翰最近的一项研究表明，阿尔茨海默病的发病率可能趋于平稳。但是，年龄的增长是该疾病最大的已知风险因素，而我们的社会正在持续老龄化，85 岁以上的老人中，几乎有一半患有阿尔茨海默病。

这种疾病会带来沉重的负担。人承受的负担令人心碎，但经济负担也不容忽视：2009 年，近 1,100 万家庭和其他无偿护理者，为美国阿尔茨海默病和其他痴呆症患者提供了约 125 亿小时的护理，估价近 1,440 亿美元，同时医疗保险支付的费用约 1,720 亿美元。据报道，英国和其他富裕国家的情况与美国类似。

痴呆症最主要的病因就是阿尔茨海默病。阿尔茨海默病是脑细胞逐渐死亡形成的，因此导致记忆力和大脑功能的逐渐退化。这种疾病似乎与 2 型糖尿病和胰岛素抵抗有关，因此一些科学家现在称之为 3 型糖尿病。最近的一篇评论文章总结称：

> 阿尔茨海默病可视为一种大脑特异性糖尿病。阿尔茨海默病患者的大脑，显示出了胰岛素信号传导受损的特征……
>
> 胰岛素受体广泛分布于中枢神经系统，说明胰岛素在大脑中扮演了重要角色。海马体是获取、巩固和回忆新记忆的重要区域，该区域的胰岛素受体水平尤其高。

由此看来，当患者因为过度进食产生胰岛素抵抗时，胰岛素抵抗会延伸至大脑，并造成伤害。2014 年，阿尔茨海默病协会对胰岛素抵抗与痴呆症之间的联系，进行总结：

糖尿病与认知能力下降

糖尿病患者，尤其是 2 型糖尿病患者，认知能力相对较低，患痴呆症的风险比非糖尿病患者高（两倍）。

研究人员报告称，阿尔茨海默病与高血糖密切相关，高血糖会导致一种会毒害脑细胞的蛋白质（β 淀粉样蛋白）急剧增加。2 型糖尿病患者在早期就有大脑功能障碍的迹象，他们的大脑表现出高水平的胰岛素抵抗，利用葡萄糖为正常大脑功能提供燃料的能力下降。在一项针对近 15,000 名 55 岁及以上年龄段 2 型糖尿病患者的研究中，开始服用二甲双胍（一种胰岛素增敏剂）的患者，患痴呆症的风险显著降低。

美国国家老龄化研究所的一项研究，强调了 2 型糖尿病和阿尔茨海默病中，胰岛素抵抗的相似性。该研究表明，一种负责调节胰岛素作用的名为胰岛素受体底物 1（IRS-1）的蛋白质，在阿尔茨海默病中受到的抑制，甚至比在 2 型糖尿病中还严重。

预防

在健康领域有一条准则："对心脏有益的对大脑也有益"，虽然还没有明确的流行病学证据能证明，健康的生活方式可以预防或治疗这种疾病，但是长久以来，人们总是建议要按健康的方式生活。芬兰的一项随机对照试验，让有关健康生活方式的建议更具说服力：芬兰研究人员经过核验，确认了 2,500 名存在 7 种致病风险因素的普通人（年龄在 60—77 岁之间），7 种致病风险因素分别是：受教育程度低、高血压、肥胖、糖尿病、缺乏运动、吸烟和抑郁。研究小组报告称，如果积极消除这 7 种因素，病人的衰退是可以还原，甚至可以预防的。

然而，伦敦卫生与热带医学院的一项大型研究（对近 200 万平均年龄为 55 岁的实验对象进行了长达 9 年的跟踪调查），对"对心脏有益的对大脑也有益"的说法提出了质疑。伦敦卫生与热带医学院的研究人员发现，一个人越瘦，患痴呆症的概率越大。

这个出乎意料的结论让人难以理解，但阿尔茨海默病患者的体重会减轻，可能那些已经走上阿尔茨海默病之路的人体重已经减轻了，研究结果绕过了其中的过程。此外，流行病学研究也重现了之前的研究结果：一项针对马里兰州巴尔的摩市约 1,400 人的研究，结果显示，50 岁时体质指数越高的人，罹患阿尔茨海默病的概率越大。伦敦国王学院的蒂姆·斯佩克特和他的同事们，对大约 300 名健康女性双胞胎进行研究后发现，她们的腿部肌肉力量（身体素质指数）与她们预防痴呆症的能力，以及大脑的尺寸密切相关：身体素质能预防阿尔茨海默病。

还是那句话，我们需要更多的研究。但值得高兴的是，在阿尔茨海默病研究明显已经陷入困境多年之后，它似乎又重新焕发了生机。2002年至2012年间，针对阿尔茨海默病进行了400多项药物试验，其中99.6%以失败告终。可以与之相较的是癌症药物试验，失败率为81%。可见这种专注于胰岛素方向的新思路颇受欢迎。

　　总之，全身的胰岛素抵抗会增加我们死于动脉粥样硬化和癌症的概率，因为血液中胰岛素水平升高会刺激细胞增殖，同时局部的胰岛素抵抗可能会导致阿尔茨海默病。这些疾病正与代谢综合征和2型糖尿病一起，成为流行病，这就使得重新评估早餐，成了当务之急。

11 If You Must
Eat Breakfast,
What Must
You Eat

必须吃早餐的话，
该吃什么

问：有些人离不开早餐，
　　他们应该吃什么？

答：理想的早餐是一两个煮鸡蛋，
　　然后再吃点草莓加奶油。我来
　　告诉你为什么。

28 早餐，到底该吃什么
So, what to eat

如果我们从饮食中移除碳水化合物，该用什么代替呢?

肉类

肉类的问题是，具有促炎属性，尤其是红肉。2009 年，一个伊朗团队在美国营养协会出版的《营养学杂志》(*Journal of Nutrition*) 上公布了一项研究，该研究的参与者是德黑兰的 482 位女教师，结果发现，按吃肉多少排序，前 20% 的女教师，患代谢综合征的可能性是后 20% 的两倍。这是一种横断面调查，因此这些发现可能只代表相关 (富裕阶层可能吃更多肉，也更容易久坐不动，碳水化合物和脂肪也可能吃得多)。但是 2013年，一个德国研究小组查阅了 46 份出版物，对结论进行汇总形成了报告。报告指出，吃肉的人血液循环中的炎性标志物水平往往较高，吃蔬菜水果的人炎性标志物水平相对较低。由于炎症会助长动脉粥样硬化和 2 型糖尿病，因此素食者低密度脂蛋白胆固醇值更低，心血管疾病的发病率也更低，就不足为奇了。实际上，华盛顿特区对 49 位转向素食的中年 2 型糖尿病患者进行过研究，结果显示:

- 他们的空腹血糖降低了 2.8 mmol/l（从 9.9 mmol/l 降低至 7.1 mmol/l）
- 他们血液循环中的甘油三酯和低密度脂蛋白胆固醇水平显著下降
- 尿蛋白（肾脏损伤的标志物）总量减半

果然不出所料，流行病学研究认定吃肉是不健康的。美国和欧洲进行过三次大规模调查，涉及人数超过百万，追踪时间不低于 10 年，其间 120,000 人死亡。结果确实发现，每天超量摄入红肉和加工肉（香肠、意大利腊肠、培根），死于心血管疾病和癌症的风险会增加 10% 以上。

亚洲人的食肉量要低很多，看起来比较安全，因此吃少量鲜肉是健康的，但是欧洲和美国人平均食肉量是健康标准的两倍。流行病学研究显示，家禽不会带来危险。出于上述这些原因，再加上要保护环境，荷兰政府在一众政府中脱颖而出，率先建议我们每周只吃两次肉，同时不要以红肉为主。

关于为什么理想的早餐是一两个煮鸡蛋，然后再吃点草莓加奶油，这来源于帕里斯·希尔顿进监狱的时候，吃到了非常健康的早餐—— 一个煮鸡蛋加一个橙子。橙子当然是水果，除了香蕉、西瓜和葡萄，大部分水果通常升糖指数和血糖负荷较低，因此橙子相对健康。草莓不仅升糖指数更低，血糖负荷更是低得惊人，因此更健康。

红肉、白肉和深色肉分别是什么
为什么家禽相对健康

从本质上来讲，肌肉可以分为两种类型：专门用于短跑冲刺的白肉，以及专门用于长途跋涉的红肉。我们可以对比一下鸡胸和鸭胸：鸡胸是白肉，因为它们只会短暂地使用一下胸部肌肉（飞到鸡棚上时）；鸭的飞行距离要远得多，因此胸部是红肉（也可以说是深色肉，下文详述）。

这两种肉的生物化学属性不同。白肉由于只需要在一次剧烈的活动中将储备的糖原转化成乳酸，因此不会消耗太多氧气。红肉或深色肉参与持续的运动，因此要将脂肪氧化成二氧化碳。红肉的颜色就来源于此，因为氧化过程需要肌红蛋白参与，肌红蛋白和血液中的血红素类似，而且二者颜色相差无几。脂肪氧化过程中还会涉及细胞色素（cytochromes，其中 *cyto*，即 cell；*chrome*，即 colour）这类其他有色物质，因此描述肉类时用的"红"和"深色"，本质上是一样的。

看来，白肉食用起来是安全的，而红 / 深色肉应该少吃。红肉和结肠癌之间的关系已经得到证实，红肉可能有促炎性，因为其中含有一种名为肉碱的化学物质，肉碱会帮助氧化脂肪，肠道菌群会将其转化为炎性化学物。

（肉碱"carnitine"这个词来源于拉丁语的 *carno* 或 *carnis*，意为肉。狂欢节"carnival"这个词与之同源，周二忏悔日又称"马蒂·格拉斯狂欢节"，都是吃肉的日子，因为马上要进入禁止食肉的封斋节；由此衍生出的屠杀"carnage"一词，演变过程与之类似。）

那么超市出售的各种肉类中，哪些是红肉，哪些是白肉？基本来讲，以农场养殖为主的肉类（牛肉、羊肉和猪肉）大多是红肉，但是鸡胸肉属于白肉。禽类的腿肉则属于深色肉或红肉。有些养殖肉被说成是白肉（可能确实是白肉），但是营养价值方面被强大的游说团体各种歪曲，很难从肉类货架上分辨出这些说法是否真实。此外，可悲的是，我们并不能相信政府的建议，根据维基百科"红肉"条目，我们听从哈佛大学公共卫生学院等机构的建议更安全，因为"美国农业部……不得不面对游说"。

哈佛大学公共卫生学院等机构建议我们，除了家禽，其他肉类只能少量摄入（我认为他们的意思就是让我们吃鸡胸肉），因为哈佛暗示（之所以说暗示，是因为他们的建议有点含糊不清），超市里的其他肉都是红肉。哈佛大学公共卫生学院也有自己的偏见（不只是在早餐这一问题上），但是对肉类的安全性和颜色方面的建议，对于我们来说，或许是最佳指南：除了鸡胸肉，超市里的肉可能都属于红肉，因此都不太安全。

素食

虽然过量食肉有风险，但也不必彻底食素。三文鱼中富含奥米茄 3（omega-3）多不饱和脂肪酸。荷兰一项研究证实，饮食中包含三文鱼能降低血液中 C 反应蛋白的水平。（1971 年就有报告称，格陵兰岛因纽特人虽然基本上只吃鱼和肉，但是心脏病发病率特别低，因此奥米茄 3 多不饱和脂肪酸被认定能起到保护心脏的作用。）

三文鱼是一种富含脂肪的鱼类，鳕鱼则脂肪较少，鳕鱼中奥米茄 3 多不饱和脂肪酸的含量不多，但是鳕鱼同样能降低 C 反应蛋白水平，因此总的来说，鱼类都对我们有好处。

其他动物产品也有益于健康。康涅狄格州的一个研究小组，要求一群超重男性每天吃3个鸡蛋，12周后，他们的C反应蛋白水平明显下降。东芬兰大学对大约2,300名中年男性进行了长达19年的跟踪研究，结果发现，与每周只吃1个鸡蛋或不吃鸡蛋的人相比，每周吃4个鸡蛋的人患2型糖尿病的风险要低30%。他们的C反应蛋白和血糖水平也相对较低。鸡蛋对我们有益。

但愿我们想吃动物产品，只是因为佛罗里达大学的一项调查研究。他们对87项独立研究的结果进行汇总，最后得出结论，认为高蛋白饮食有助于防止减重饮食造成的肌肉流失。当然也存在非动物性蛋白质来源——素食是一种值得钦佩的饮食方式。但鸡蛋这类安全的动物产品中，含有维生素B12，素食者需要单独补充维生素B12，而且既然人类进化成了杂食性动物，我猜杂食很可能是一种健康的饮食。

奶制品

全脂乳制品有益于健康的观念正在形成。瑞典对大约2.7万名中年人进行了长达14年的跟踪调查，发现其中近3,000人患上了2型糖尿病，但那些食用奶油、牛奶和奶酪等全脂乳制品的人明显受到了保护（这项调查也证实了，食用肉类会增加患2型糖尿病的概率）。加拿大魁北克省的一项研究，对8篇已发表论文成果进行汇总，结果显示，食用乳制品对炎症指标没有害处（甚至可能有益）。全脂酸奶和奶酪比黄油更健康，这可能是因为酸奶和奶酪富含微生物，而多样化的肠道微生物群（详见下文）与健康有关。

此外，全脂酸奶和其他全脂乳制品，比低脂酸奶和其他低脂乳制品更健康，因为低脂酸奶和其他低脂乳制品为了保持口感，会添加糖。鉴于这些产品配方是为了吸引注重健康的群体，不得不说这真是一种残酷的讽刺。

生态阿特金斯

如果要坚持低碳水化合物饮食，还要减少红肉和加工肉类的摄入量，那么我们还能吃什么呢？加拿大多伦多的一个研究小组试验了一种名为"生态阿特金斯"的饮食方法，之所以叫这个名字，是因为他们效仿阿特金斯，用油脂代替碳水化合物，但他们使用的是植物油脂而不是动物脂肪。研究人员对一组血脂水平异常的中年男女进行了跟踪调查，结果显示，在 6 个月的时间里，用植物油（饮食中含有丰富的坚果、豆制品、水果、蔬菜和植物油）替代碳水化合物的做法，导致胰岛素抵抗和血浆中的血脂水平明显趋于健康。

生态阿特金斯与我

虽然科学界一致认为，食用包括乳制品和非红肉在内的特定动物产品是安全的，但是在血糖仪的帮助下，我发现自己吃太多奶酪或其他乳制品后，早晨的血糖水平开始上升。如果我吃几天素食（时间不长，一般就两天），血糖水平会再次下降。我想，当动物脂肪进入我的细胞膜时，我的身体不喜欢它们进入的方式（其他人的身体可能不同），但当我用植物脂肪代替时，我的血糖控制很快就会得到改善。如果不是因为我的血糖仪，我就不会有这样的发现。

油炸食物

营养学家乔·利奇（Joe Leech）在网上发表了一篇友善的文章，对现阶段的知识进行了一番总结。他的结论是，适合油炸的油脂，应该与适合生食的油脂区分开。长期以来，人们一直认为，包括大豆油、玉米油、菜籽油、棉籽油、葵花籽油在内的多不饱和植物油，生食有益于健康。但在油炸时应避免使用，因为这类植物油在加热时，会氧化成危险的化合物。花生油用于油炸，也可能有危险，而棕榈油则可能破坏环境。但椰子油

（饱和度很高）和动物脂肪，如猪油、烹饪肉类时出的油和酥油，以及无水黄油，都可以用于油炸，不过黄油本身可能含有蛋白质和碳水化合物，加热时燃烧，会有危险。长期受人信赖的橄榄油（单不饱和脂肪酸）用于油炸也没问题（只不过长时间烹饪会使其味道变淡），成为新宠的鳄梨油用于油炸也没问题。

无须多言，反式脂肪是危险的，应该避免摄入。遗憾的是，一些国家尚未完全禁止反式脂肪，例如在美国，反式脂肪占脂肪摄入量的4%。实际上应该像丹麦那样，让反式脂肪的摄入量降至0。

坚果

哪种坚果最好？坚果可能都对我们有益，核桃中包括亚油酸在内的奥米茄3多不饱和脂肪酸含量尤其丰富，特别有益于健康。哈佛大学和新加坡对大约14万名护士进行的一项调查显示，经常吃核桃的人患2型糖尿病的风险明显降低。当然，这种观察性研究不能用来证明因果关系。

大多数坚果富含奥米茄6多不饱和脂肪酸，一些研究人员担心，这可能会中和核桃中奥米茄3的益处。但其他研究人员发现，奥米茄6多不饱和脂肪酸同样有益于健康。此外，还有很多坚果（和豆类及许多蔬菜一样）富含植酸，可能会抑制铁、钙和其他矿物质的吸收。尽管如此，流行病学论文普遍认为，坚果总的来说是一类非常有益于健康的食物。因此，和生活的方方面面一样，我们应该避免走极端：多吃坚果，但不要只吃坚果！

水果和纤维

勒斯蒂格博士已经证实，水果虽然富含糖分，但也富含纤维，纤维的益处似乎能抵消糖分的风险，因为食用水果似乎可以降低患2型糖尿病的风险。2015年4月20日的《泰晤士报》报道过勒斯蒂格博士的言论，他表示：

> 水果自带纤维，纤维能消减负面作用。上帝就是这样创造水果的，无论水果中有多少糖分，都有等量的纤维抵消它的副作用。

纤维由长链碳水化合物组成，其中的碳水化合物来源于植物。出于各种化学原因，我们无法消化这些碳水化合物，有些可以被我们的肠道细菌消化（产生令人尴尬的气体），尽管如此，我们的粪便大部分还是由纤维组成。幸运的是，这些纤维能够抵御任何形式的消化。幸运？没错，纤维的一个优点是，它能减缓葡萄糖和果糖的吸收速度（能降低升糖指数，详见下文），从而避免餐后血糖飙升，我们都知道血糖飙升是危险的。纤维还能促进抗肥胖细菌的繁殖，减少促肥胖细菌的数量（详见下文）；还能与胆固醇结合，帮助胆固醇通过粪便排出体外。纤维是个好东西。

最好的纤维来自自然生长的水果和蔬菜：虽然蔬果汁中也有纤维，但是经过机械打碎，不如原本的纤维效果好。你添加到食物中的任何纤维，虽然有总比没有好，但是效果都比不上那些天然富含纤维的食物。

快餐、加工食品和垃圾食品：为什么对我们如此有害

新发现的一个原因是细菌。我们的肠道（主要是大肠）中有数万亿个细菌，剑桥大学的一个研究小组已经证明，我们的粪便一半以上由细菌组成，细菌种类多达 1,000 种。为了弄清这些细菌的作用，密苏里州圣路易斯市华盛顿大学的科学家弗雷德里克·贝克赫德（Fredrik Backhed）和他的同事们，让小鼠以剖宫产的方式降生，让它们在没有细菌的环境中长大，这样的小鼠长大后会体形瘦弱，这就表明肠道细菌可以消化哺乳动物（缺乏某些关键酶）无法消化的食物。正如贝克赫德的论文标题《无菌小鼠能抵抗饮食诱发肥胖的潜在机制》（Mechanisms underlying the resistance to diet-induced obesity in germ-free mice），即便给这样出生的小鼠喂食西式

汉堡薯片，它们也不会发胖。

但是，如果给无菌小鼠"接种"人类粪便，人类细菌就会在它们的肠道中定植，它们对食物的吸收能力也会得到改善。不同的人有不同的肠道微生物组合，但这些差异并不是随机的：身形肥大的人（包括孕妇，一个人要吃两个人的饭）与身材苗条的人拥有不同的菌群组合。给无菌小鼠"接种"身形肥大者的粪便时，这些小鼠往往会变得很胖，并产生胰岛素抵抗。由此可见，肠道菌群能决定我们的胰岛素抵抗倾向，从而决定我们的体重。

蒂姆·斯佩克特在其 2015 年出版的《饮食的迷思》一书中指出，我们吃快餐、加工食品或垃圾食品时，肠道菌群会从非肥胖组合变成肥胖组合，未加工的食物能帮我们补充健康菌群。例如，真正的奶酪富含益生菌，可以为我们"接种"有益于肠道健康的菌群，而快餐、加工食品和垃圾食品中几乎不含益生菌。加工食品往往富含乳化剂，而这些乳化剂（清洁剂）可能会进一步破坏肠道菌群平衡。难怪著名记者麦可·波伦（Michael Pollan）会说出那句让他名声大噪的话："吃真正的食物。不要多吃。以植物为主。"他还说："不要吃任何你祖母肚子里的微生物不认识的食物。"

快餐、加工食品和垃圾食品不健康的另一个原因是，它们缺乏纤维。正如勒斯蒂格博士所说："快餐的定义是什么？其实就是没有纤维的食品……出于储存等原因，食品工业会从食物中去除纤维。"

概要

因此，我们的结论是：避免精制碳水化合物，避免红肉（和加工肉类），避免其他加工食品，多吃植物，这样就可以了。这样饮食最主要的问题是成本。正如乔治·奥威尔（George Orwell）在其 1937 年出版的《通往威根码头之路》（*The Road to Wigan Pier*）第 6 章中描述的那样，英格兰北部的穷人是这样花钱的：

> 他们不买水果；但他们花一先令九（实行十进制之前的英国货币）买糖（大约 3.6 千克糖），花一先令买茶……他们的饮食分配真是骇人听闻。但可悲的是，你的钱越少，你就越不愿意把钱花在有益于健康的食物上……当你感到疲惫、无聊和痛苦时，你不想吃沉闷的有益于健康的食物。你想吃点"美味"的东西。总会有一些便宜但美味的食物来诱惑你。

不过，今天的人们已经不再像 20 世纪 30 年代的英国穷人那样困苦了，健康食品的价格变得更加低廉，大多数人都能负担得起。

结论

安塞尔·凯斯活了 100 岁，他遵循的是地中海饮食习惯，因此，如果我们像他那样做，而不是像他说的那样做，如果我们也像生活在地中海沿岸的人们那样，遵循地中海饮食习惯，我们也能活到 100 岁：

- 不吃早餐
- 用餐时适量饮用红酒
- 多吃橄榄油、蔬菜、水果、坚果和豆类（豌豆、扁豆、鹰嘴豆）
- 适量食用鱼类、家禽和鸡蛋
- 避免食用红肉、加工肉类、土豆、米饭和面包
- 对包括蛋糕、果酱、果汁、汽水在内的任何含糖的甜食和饮料敬而远之

谁知道呢，也许我们也能活到 100 岁。

29

你真的必须吃早餐吗

And if you must eat breakfast

如果你必须吃早餐，吃什么？你是否存在胰岛素抵抗？先说一个好消息。如果你身形苗条、匀称，而且是年轻人，也找不到不吃早餐的理由，你就没必要不吃早餐！只要你能避免吃碳水化合物和糖，就没必要不享受早餐带来的愉悦。你是享有特权的少数派（体态健康、纤瘦、年轻），你可以把低碳水早餐当作一种奖励，这是你的健康为你赢来的。

但是，为了保持健康，你要认真选择吃进肚子的东西。蛋白质和脂肪对你有好处，因此鸡蛋是早餐的选项之一。大部分早餐肉和早餐鱼（培根、香肠、腌鱼、烟熏黑线鳕鱼、烟熏三文鱼等），为了更开胃，都会经过加工或烟熏，因此应该尽量避免食用。肯纳姆·迪格比（Kenelm Digby）爵士在 1669 年说"两个水煮蛋，再加几片干煎培根，作为早餐是不错的选择"，他只说对了一半。

还要避免食用羊角面包、蛋糕、果酱、蜂蜜和果汁——这些都是魔鬼的食物，烤豆（含糖量很高）以及几乎所有罐装或包装食品也是如此。与此同时，摆在你家厨房的谷物早餐不只是魔鬼的食物，它就是魔鬼的化身，应该尽快将它扔进永恒的火焰中，永远不要打开它，直接让垃圾车把它送进市政焚化炉。（即便是健康的人，早餐食用碳水化合物也会让血糖水平升高，从而引发代谢综合征。）

粥对大家来说恐怕也不是好的食物。人们觉得这让人难以置信（就像很多日本人很难相信白米饭是危险的）。苏格兰的心脏病死亡率恐怕不仅仅是威士忌造成的，粥也在这场大屠杀中扮演了卑鄙的角色。根据研究，2010 年 12 月，心血管疾病年龄标准化死亡率，英格兰是 78，但苏格兰是 99 [数据来源于英国心脏基金会《2014 年心血管疾病统计数据》(Cardiovascular Disease Statistics 2014)]。什锦麦片粥是另一位来自地狱的使者，它披着健康的虚假伪装（看看包装上的成分）作恶更甚。

不过，也有好消息：草莓、蓝莓之类的浆果升糖指数和血糖负荷出奇地低（含糖量很低，而且富含纤维），搭配大量奶油（我们都知道，乳制品有益于健康）食用，美味无比，因此浆果可以放心食用（奶油中糖分比全脂酸奶还低，另外，所有低脂酸奶都是糖分炸弹，因此可以归入死亡食谱）。需要重申一下，我本人不适合食用太多乳制品，如果我长时间大量食用乳制品（连续几周），必须食素一两天，让血糖指数恢复到正常范围。但这属于个人特质。

专栏

升糖指数和血糖负荷

升糖指数

该数值测定的是不同食物引发血糖升高的峰值。根据定义，葡萄糖的升糖指数为 100，大多数碳水化合物的升糖指数都在 50 到 100 之间。法棍或烤饼这类食物的升糖指数几乎和葡萄糖一样高，在 90 左右。玉米片和烤土豆的升糖指数在 80 左右。各种意大利面由于不容易消化，升糖指数出乎意料地低，在 40 左右。但是意大利面的血糖负荷较大。

血糖负荷

这反映的是食物中碳水化合物的总量，因此也能反映不同食物对胰岛素系统的持续性压力。可以想象，草莓的升糖指数在 40 左右（其中的纤维可以削减糖分的作用），但是由于草莓中的碳水化合物比糖分还低，因此血糖负荷很低，大约是 1。

食物血糖负荷的计算公式如下：

血糖负荷 GL = 升糖指数 GI × 碳水化合物 ÷ 100

我们可以据此计算一顿饭的总血糖负荷。100 克葡萄糖的血糖负荷就是 100 × 100 ÷ 100，也就是 100。

一份食物的血糖负荷超过 20 即为高，低于 10 即为低，10—20 为适中。常见的食物中，烤土豆的血糖负荷最高，是 26，其他做法的土豆（土豆泥、煮土豆）血糖负荷在 10—20。意大利面的血糖负荷在 15—20。玉米片血糖负荷较高，是 21。无籽葡萄干和米饭的血糖负荷也比较高，分别是 25 和 22。

理想的食物，应该升糖指数低，同时血糖负荷也低。关于不同食物的升糖指数和血糖负荷，珍妮·布兰德 - 米勒（在前面的"澳大利亚和英国的悖论"中我们提到过她）制作过两份全面清单。前一份是通过实用的学术论文进行介绍，后一份提供了一份更完善的食物列表。哈佛大学提供了一份缩略版，只收录了常见食物。

制订饮食计划时，如果你存在胰岛素抵抗，想要尽量食用低升糖指数、低血糖负荷的食物，我的建议是，按照血糖仪的指导选择食物。因为人们的新陈代谢各不相同，但是布兰德 - 米勒的清单可以为我们提供有价值的指导。

奶酪是一种来自荷兰的典型早餐食材，是早餐的优质选项。最好选择未经巴氏杀菌的天然奶酪，不要选加工过的（当然，除非你是孕妇或者出于其他原因不能食用天然奶酪），另外你应该搭配莴苣叶子吃，而不是搭配面包或饼干吃。源自荷兰邻国比利时的华夫饼，以及浇在华夫饼上的甜味酱汁（枫糖、巧克力酱等）直接淘汰。黄油或许还可以，但是由于你不能吃面包或饼干，除了炒蛋的时候，早餐基本用不上黄油。人造黄油中由于含有加工过的油脂，因此应该避免。

如果你一定要吃早餐，我建议你吃鸡蛋（无论如何烹饪，调料只放黄油），然后再吃点奶油草莓。如果你真的很饿，最后再吃点莴苣叶配奶酪，这顿早餐就能完美结束了。

离不开早餐，但有胰岛素抵抗

如果是这种情况，恐怕就该严肃应对了。早餐会杀了你，无论什么情况，你都不能吃早餐。胰岛素抵抗是会致命的，你必须逆转胰岛素抵抗，不吃早餐就是回归健康的第一步，第二步是采用低碳水饮食。

哪些人有胰岛素抵抗

理想状况下，我们应该直接检测人们的胰岛素，在发展成前驱糖尿病之前，判断他们是否存在胰岛素抵抗。但这是一个奢侈的幻想，大多数人没有这种条件。不过，前驱糖尿病的诊断很容易（通过检测糖化血红蛋白、空腹血糖或葡萄糖耐量试验），治疗率却非常低。我们不应该因为不能做到最好，就放弃对好的追求，而应该开始认真对待前驱糖尿病。那么，哪些人有患前驱糖尿病的风险？我们应对哪些人群进行筛查？

16 世纪的指导意见没有太大的错误，他们建议我们："对于休息的人来说，一天吃两顿饭就足够了。"还有，"40 岁之前可以一天吃三餐"。因为按照美国糖尿病协会的意见，有患前驱糖尿病风险的人通常是成年超重者（体质指数大于 25，亚洲人体质指数大于 23），同时：

· 年龄超过 45 岁
· 缺乏运动

此外，成年人：

· **有患糖尿病的直系亲属**
· **属于非裔、拉丁裔、亚裔族群，也面临风险**

当人们：

· 血压升高
· 胆固醇水平异常，高密度脂蛋白胆固醇低于 0.9mmol/l，或甘油三酯水平高于 2.82 mmol/l
· 有妊娠糖尿病史或者生产过体重超过 4.1 千克的婴儿
· 有多囊性卵巢综合征
· 有其他与胰岛素抵抗相关的疾病，几乎可以确定已经发展成代谢综合征

按照美国糖尿病协会的建议，每个满足上述任意条件的人，应该每三年进行一次前驱糖尿病筛查。如果已经确诊，那么：

· **不吃早餐**
· **实行低碳水化合物饮食**
· **多运动**

这就是他们治疗的核心。我认为，只要你在美国糖尿病协会风险清单上找到与自己相符的条件，即便还没有发展成前驱糖尿病，也要避免吃早

餐：任何一条都存在胰岛素抵抗的风险，消除风险的方法就是不吃早餐。

另一个必要的步骤是采取低碳水化合物饮食。关于这一点没有正式的定义，但是据美国家庭医师学会的分类，碳水化合物占热量20%以下的饮食（每天20—60克）为低碳水饮食。有很多流行的饮食方法（区域饮食法、碳水成瘾者饮食法、南海滩饮食法、阿特金斯饮食法等），详细规划了如何实行低碳水饮食，一般来说，这些饮食法会把糖果、烘焙食品、淀粉类蔬菜、谷物以及甜味、淀粉类水果排除在食谱之外，但是对食用低升糖指数、低血糖负荷的蔬菜和水果并不排斥。

如果你有胰岛素抵抗，还要坚持吃早餐，怎么办

还有人说什么也不放弃早餐。归根结底，你的命运掌握在自己手中。就像吸烟者用他们的寿命来换取吸烟的乐趣一样，你也必须决定什么更重要。如果你要放纵自己，还是请你坚决拒绝添加糖或经过加工的碳水化合物，把风险降到最低。

早餐与2型糖尿病

前驱糖尿病的危害，当然是由胰岛素水平升高引起的，但糖尿病本身的危害，又因为葡萄糖水平升高进一步加剧，罗伊·泰勒教授已经找到规避这些危害的方法。

大约2,500年前，医学之父希波克拉底说，在医生的工作中，最重要的部分是诊断，因为没有诊断就谈不上预后和治疗。罗伊·泰勒教授是少数认为早餐有危险的医生之一（至少对2型糖尿病患者而言），他利用第二餐现象，帮助2型糖尿病患者渡过早餐难关（如果他们不能不吃早餐的话）。

不只葡萄糖会刺激胰岛分泌胰岛素，一些氨基酸也能。我们知道，一旦胰岛分泌胰岛素，就会抑制脂肪细胞释放游离脂肪酸，血液中的游离脂肪酸水平下降，从而逆转平时空腹状态下的胰岛素抵抗。

但氨基酸不会像葡萄糖那样损害身体。罗伊·泰勒指出，如果在一天的第一餐前吃一点蛋白质，通常出现的餐后高血糖现象就会减弱。因此，如果你是 2 型糖尿病患者，又不能不吃早餐，我建议你在每天第一餐前一小时吃一个煮鸡蛋（乐购超市卖 40 便士）或半块马苏里拉奶酪（乐购超市卖 49 便士）。不过，早餐到此为止，只吃一个鸡蛋或半块马苏里拉奶酪，是最理想的。

如果你是 2 型糖尿病患者，已经养成不吃早餐的习惯（太棒了！），你的血糖仪可能会告诉你，在午餐前一小时吃一个鸡蛋或半块马苏里拉奶酪，可能也有助于降低餐后的血糖水平。

我的经验

在确诊 2 型糖尿病后，家庭医生为我开了各种口服药物。可是一开始，我早上醒来时，血糖水平还是很高，经常高达 8—9mmol/l。当我采用无糖、低碳水化合物饮食时，血糖值会降到 7mmol/l 左右。但这还是太高了，后来我发现，如果我吃素，清晨的血糖水平会进一步下降，降到 4—5.5mmol/l，这才是正常水平，我因此确认，动物产品会加重我的 2 型糖尿病。

心房颤动

素食还有另一个好处：它有助于控制我的心房颤动（AF，心脏跳动不规律）。2 型糖尿病和心房颤动，是我这个年龄的男性最常见的两种病症

（我的体质很普通），心房颤动的发作令人担忧，因为一旦发作，我走100码就会喘不上气来。但素食大大降低了我心房颤动的发病率。心房颤动是由炎症引起的，动物产品会引起炎症，这大概就解释了为什么素食有助于改善我的状况。

肉类

不过，我很快就放弃了素食，因为同样是低碳水化合物饮食，只吃素食实在是太无聊了（我能吃的坚果和蘑菇数量也是有限度的）。多亏了我的血糖仪，我发现加入白肉、鱼和奶制品（当然还是低碳水化合物）的饮食方案，在降低我的血糖水平（清晨血糖值为 5.5—7mmol/l）以及预防房颤动发作方面，表现相当不错，这表明红肉才是我血糖水平和心房颤动的大敌。但是，正如我上面提到过的，即使是非红肉动物产品，也会带来一些伤害，因此我一直把素食当后备选项。当我的清晨血糖水平开始超过7mmol/l（时有发生），我会吃一两天坚果和蘑菇，然后清晨血糖水平很快就会恢复到正常范围。

胆固醇

放弃素食后，我又有了新的发现：我的血液中胆固醇水平没有变差，一直维持在健康水平。刚确诊的时候，我的总胆固醇水平令人担忧，高达7.5 mmol/l（正常范围是 5mmol/l 以下），虽然服用他汀类药物后有所下降，但我对那些药物的反应并不好，直到我开始低碳水化合物饮食和素食后，低密度脂蛋白胆固醇水平才真正下降（现在约为 4.5mmol/l）。但事实证明，我的总胆固醇（实际上就是低密度脂蛋白胆固醇）并不在乎我是吃素，还是仅仅不吃红肉，只要我不吃红肉和碳水化合物，它们就满意。

酒精

　　医生给我的第三条饮食建议是，避免饮酒（或至少应该减量）。一如既往，他只是重申了官方的建议，用梅奥诊所（全球最受尊敬的医疗机构之一）的话说："酒精会加重糖尿病并发症。"

　　我每年 1 月都会戒酒，2010 年元旦当天，我按照惯例开始不喝酒。（没有特别的原因。）过了 1 月份，我也没喝酒。所以到 5 月中旬，我已经戒酒四个半月了。但就在那个月，我开始出现明确的糖尿病体征，我因此怀疑当时的问题是否应该归咎于酒精。起初，我继续戒酒，但有一天晚上，我屈服于酒精的诱惑，结果第二天早上血糖水平低得惊人。从那以后我每天晚上都会饮酒，血糖表现一直不错。

　　这没什么好奇怪的，因为生物化学家几十年前就知道，酒精代谢后会抑制肝脏合成葡萄糖，糖尿病慈善机构也早就知道"饮酒更容易导致低血糖"。不过，就我个人而言，无论我为了研究喝了多少酒，血糖水平都没有低到令人担忧的程度。

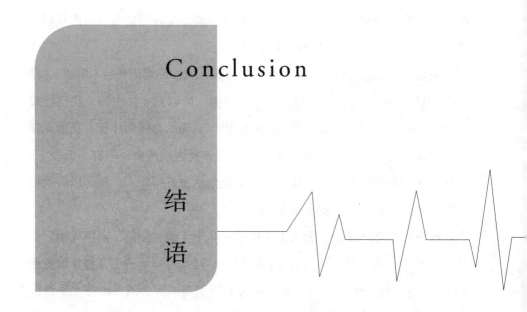

Conclusion

结 语

至此，我们可以得出结论，早餐对我们健康的伤害，至少体现在四个方面：第一，早餐不仅会增加我们早上摄入的热量，而且与传言相反，我们午餐摄入的热量，不会因为吃过早餐而减少；第二，如果当天吃过早餐，那么那一天的晚些时候，饥饿感会被唤醒，有时是上午，有时是下午，有时上午、下午都会觉得饿；第三，由于早上必然会发生胰岛素抵抗，此时进食会诱发和加重代谢综合征，而代谢综合征正是当今时代的主要杀手；第四，如今的早餐一般都含有大量碳水化合物，而早餐碳水化会进一步加剧代谢综合征。

　　我希望，在不久的将来，我们能拥抱一个新世界，在这个世界，人们视吃早餐为一种特权，只有苗条、健美和年轻的人才能享有这种权利。温斯顿·丘吉尔说："幸福婚姻的秘诀之一，就是中午之前永远不要……与心爱的人见面。"对于其他人来说，恐怕只能将它改成：

**　　　　中午之前不要摄入卡路里。**

　　我的一些朋友抱怨说，这种饮食安排太苛刻了，早上喝茶或咖啡时，加一点牛奶，当然也是可以的。如果满分目标是"中午之前不摄入卡路里"，那么即使没有完全做到早上不摄入卡路里，在健康方面也能获得一定的收益。

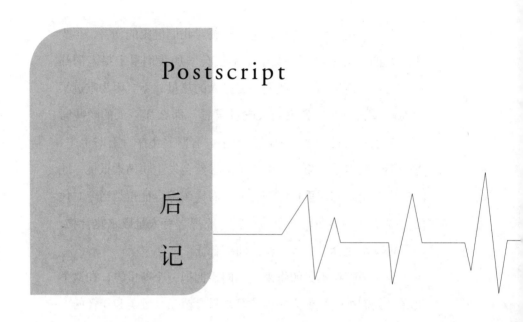

Postscript

后记

2016 年 8 月 28 日，是我把这本书的最终稿交到文案编辑手上的第二天，一位朋友提醒我看当天的《每日邮报》上的一则报道，标题是《一日六餐能否远离心脏病？研究发现，规律饮食可将动脉堵塞的致死率降低 30%》（Could six meals a day keep heart disease at bay? Regular eating found to reduce the chance of dying from clogged arteries by 30%）。

找到原始论文并不难，这是约翰斯·霍普金斯大学（马里兰州巴尔的摩市的一所著名大学）的一个研究小组，刚刚在《流行病学年鉴》（*Annals of Epidemiology*）上发表的一篇论文。论文中报告了一项针对 7,000 人、长达 15 年的跟踪调查。其中有些人一天只吃一两顿饭，有些人一天能吃六顿饭，不是刻意安排，恰巧而已；那些用餐频繁的人寿命更长。

但是，长寿者在很多方面都与早逝者不同，包括年龄更大、女性更多、更白，黑人或西班牙裔更少，受教育程度明显更高。

作者试图修正这些以及其他因素，但生物学是如此复杂，显然，他们失败了。每天进食六次的人，比每天进食两次的人，每天多摄入 758 卡路里，这显然是不健康的。因此他们的长寿其实与吃不吃早餐以及其他没必要的几餐无关，那些不是他们长寿的原因。

我之前说过，这类研究只是证实了迈克·马默特很早以前的观点，也就是在西方，社会经济地位较高的群体寿命更长，比社会经济地位较低的群体长 7 年左右，可能是因为他们承受的压力比较小。由于地位较高的人往往会吃早餐，以及规律进食，而地位较低的人往往进食不太规律。约翰斯·霍普金斯大学的研究，实际上只是展示了频繁进食与长寿之间的相关性，而不是因果关系。

我给约翰斯·霍普金斯大学的研究人员发送了邮件，他们很谦虚地承认："这是一项观察性研究。"因此在有人进行"随机对照试验"之前，我们无法知道实际的因果关系。所以说，《每日邮报》最好改一下文章的标题，换成:《一日六餐能否远离心脏病？我们不得而知，但是很可能答案是否定的》。

伴随着最后一次回顾，本书正式完结。